AF784311

Wunder · Wunder

Wunderleicht Leberreinigung

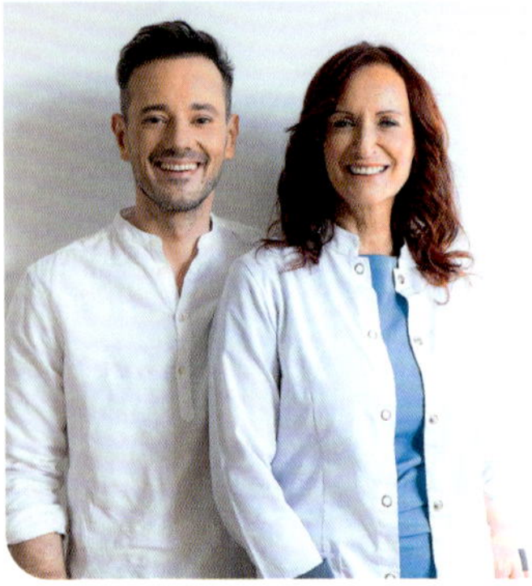

Die Ärztin **Dr. med. Lulit Wunder** und ihr Ehemann, der Diätologe **Mabon Wunder,** bilden gemeinsam das Expertenteam für eine kerngesunde Zukunft. Ihre Mission ist es, bewährte Techniken der Ernährungstherapie, Entgiftung, Leberreinigung und des Heilfastens nach neuestem Wissensstand weiterzuentwickeln und alltagstauglich zur Verfügung zu stellen. Als Fastenärztin, Kur- und Orthomolekularmedizinerin sowie als medizinischer Ernährungstherapeut ergänzen sich die beiden perfekt. Ihre Methoden zielen darauf ab, reinigende Prozesse im Körper zu aktivieren, Kraftventile wieder zu öffnen und die Kerngesundheit aus dem Inneren heraus zu stärken. In ihrer großen Praxis für Ganzheitsmedizin, Stoffwechsel- und Ernährungstherapie in Graz, Österreich, bündeln Lulit und Mabon Wunder gemeinsam mit ihrem Team ihre fachliche Kompetenz, ihre vielfältigen praktischen Erfahrungen und ihre gesamte Energie auf zeitgemäße, individuelle Therapiekonzepte. Gemeinsam geben sie ihr Wissen auch als Online-Referenten und Autoren weiter und haben sich durch Online-Kurse und Webinare zu diesen Themen weit über den deutschsprachigen Raum hinaus einen Namen gemacht.

Dr. med. Lulit Wunder · Mabon Wunder

Wunderleicht Leberreinigung

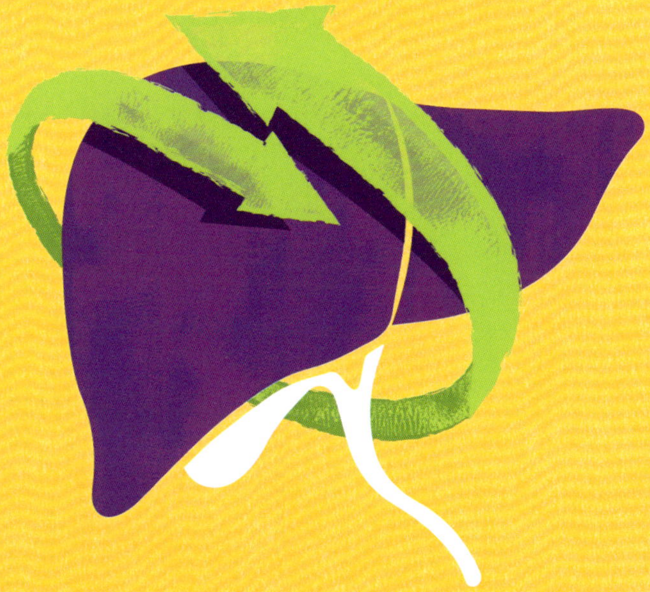

TRIAS

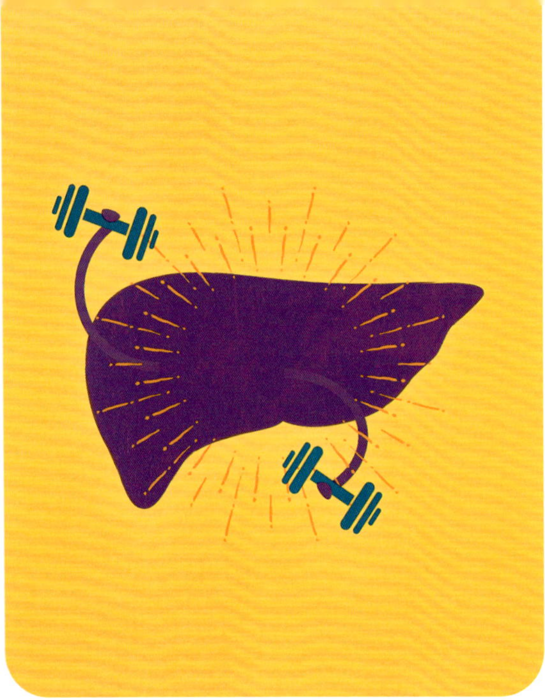

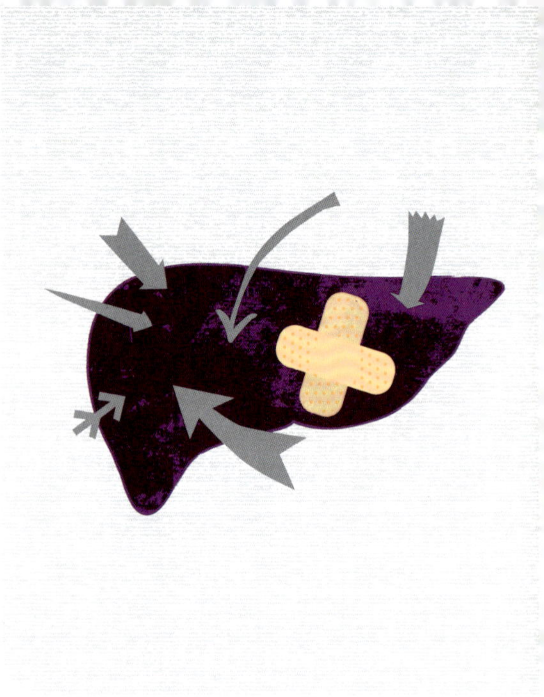

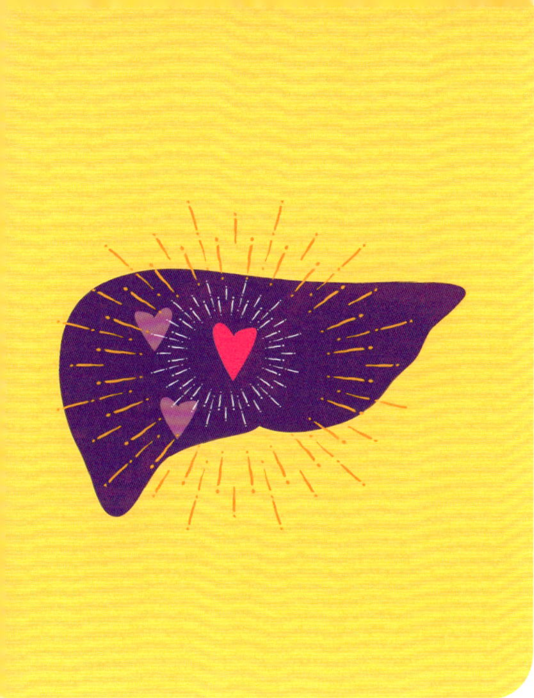

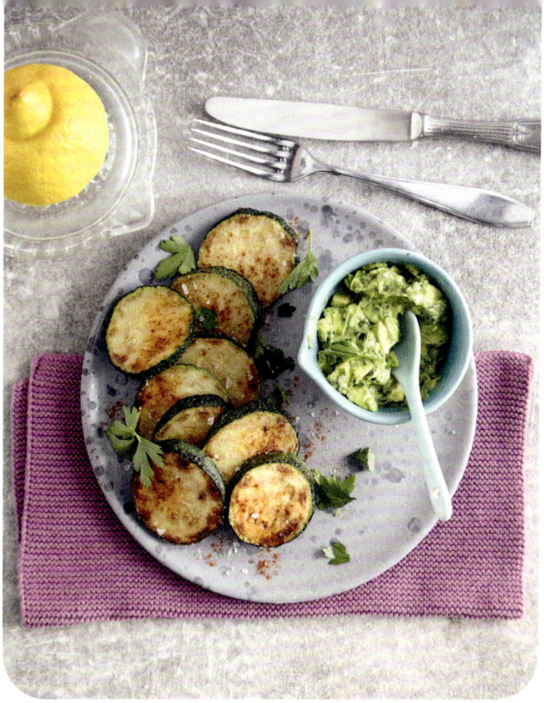

Liebe Leserin, lieber Leser!

Kennen Sie das? Ihre Energie ist in letzter Zeit nicht mehr ganz auf dem gewohnten Level. Manchmal lässt sich die Müdigkeit nur schwer abschütteln, der Spaß, die Freude im Alltag sind nicht mehr so greifbar, und wenn Sie ehrlich sind, spüren Sie gelegentlich doch eine gewisse innere Gereiztheit. Vielleicht haben sich auch noch körperliche Anzeichen hinzugesellt. Mit der Verdauung stimmt es nicht wirklich, oder Sie nehmen leichter zu – ohne dass Sie sagen könnten, woran das eigentlich liegt.

Dass dies alles mit Ihrer Leber zu tun haben könnte, mag Sie vielleicht überraschen. Es ist jedoch genau diese Art von Unpässlichkeiten und Symptomen, die wir als den »Schmerz« der Leber bezeichnen. Die Leber, anders als viele andere Organe, signalisiert Probleme nämlich nicht durch direkten Schmerz. Wenn sich hier im Laufe der Jahre ein wenig »Sand im Getriebe« einschleicht, offenbart sich dies nicht unmittelbar, sondern nur auf subtile, indirekte Weise, die leicht übersehen wird.

Eine genaue Schritt-für-Schritt-Anleitung dafür, wie Sie die beschriebenen Probleme an der Wurzel packen können, finden Sie in den folgenden Kapiteln. Wir stellen Ihnen darin eine Methode zum Leber-Detox vor, mit der Sie den Kern Ihrer Gesundheit, Ihre Leber, und damit Ihre Lebenskraft auf tiefgreifende Weise stärken können. Und Sie werden staunen, wie gut die Wunderleicht-Leberreinigung zu unserem heutigen Lebensstil passt.

Die positiven Auswirkungen dieser Leberreinigung auf Ihr Wohlbefinden werden Sie begeistern. Sie lernen zahlreiche Genuss-Rezepte kennen, die Ihre Küchenroutine im Handumdrehen bereichern. Zudem erweitern Sie Ihr Wissen rund um Gesundheitsthemen und finden Antworten auf häufig gestellte Fragen, sodass Sie mit Zuversicht und Vorfreude in Ihr persönliches »Abenteuer Leberreinigung« starten können.

Seit mehreren Jahrzehnten begleiten wir in unserer medizinischen Praxis Menschen hin zu einem gut funktionierenden Stoffwechsel, zu mehr Energie und Lebensfreude. Wir durften Tausende Erfolgsgeschichten miterleben und dabei bewährte Methoden noch weiter optimieren – und selbst Gesundheitskuren zu einem genussvollen Erlebnis machen.

Eines ist sicher: Wenn Sie sich um Ihre Leber kümmern, kann schnell sehr vieles besser werden – wie bei unseren »Heldinnen und Helden« Anna, Charlotte und Johannes. Wir finden in ihnen die Geschichte unserer Patientinnen und Patienten wieder – und auch Sie werden sich mit der einen oder anderen Befindlichkeit identifizieren können. Wir haben all dies mit ins Buch genommen, um Ihnen, jenseits aller Theorie und Fakten, auch die praktischen Bezüge dieses Themas noch ein Stück näherzubringen.

Wenn Sie dieses Buch zur Hand nehmen, greifen Sie gleichzeitig nach Ihrer »kerngesunden« Zukunft. Wir freuen uns, auf diesem Weg Ihre medizinischen Begleiter zu sein.

Jetzt kann es losgehen.

Wir wünschen Ihnen viel Freude und Erfolg beim Wiedererlangen Ihrer Leberkraft.

Herzlichst,
Dr. med. Lulit und Mabon Wunder

Woran Sie erkennen, dass Ihre Leber

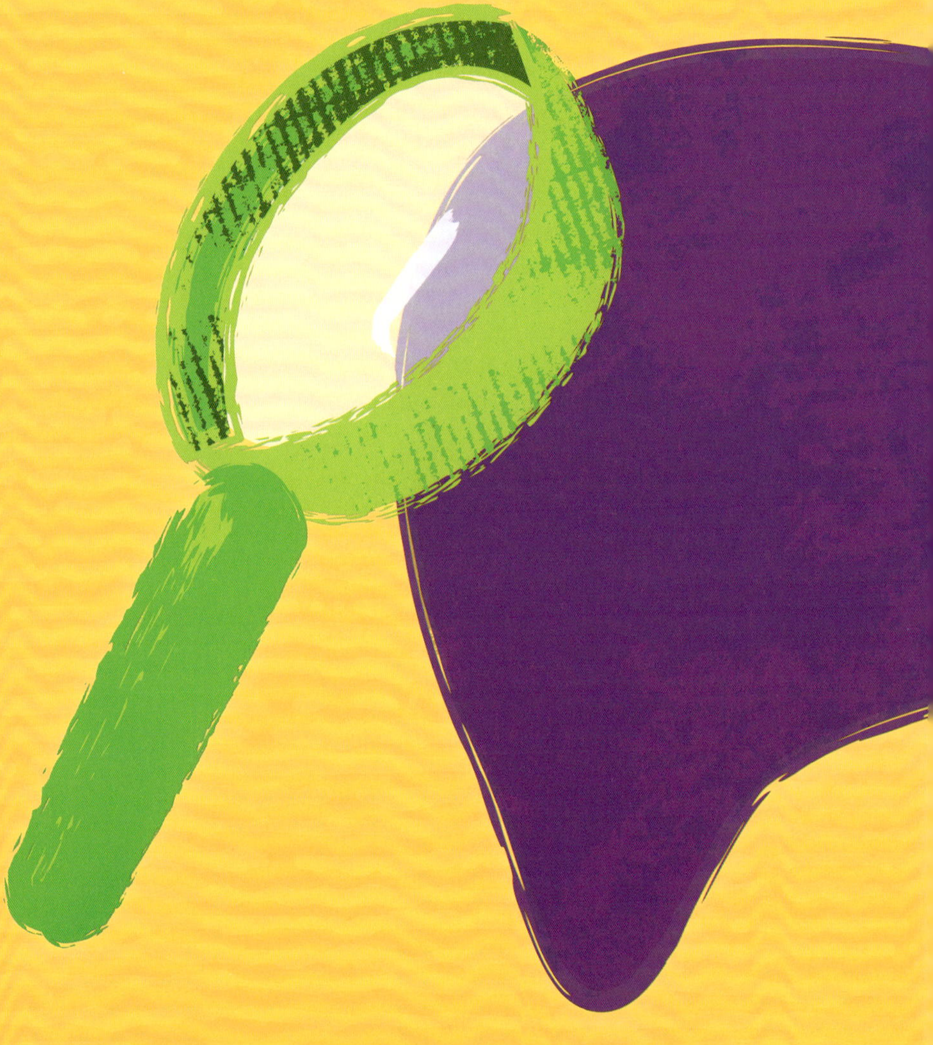

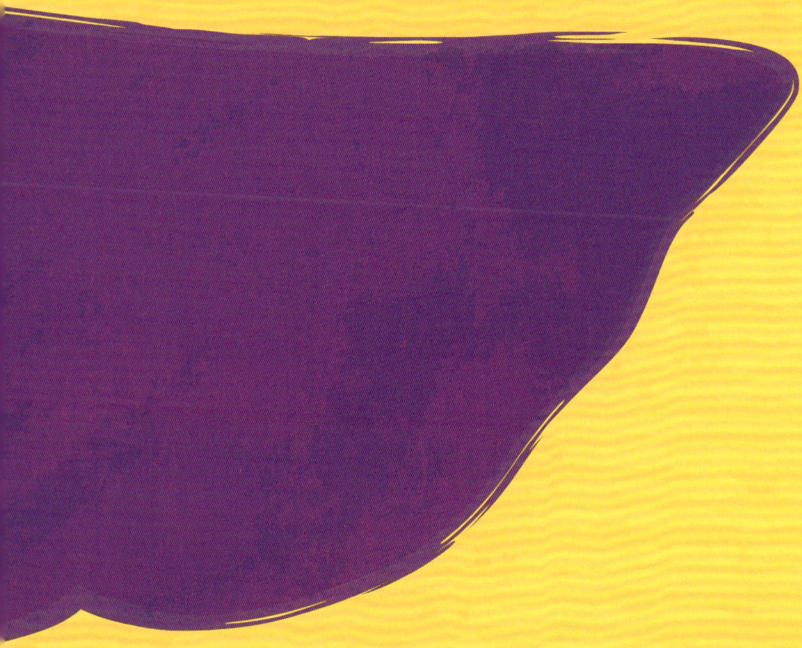

schwächelt

Die Leber kennt keinen Schmerz

Auch dann nicht, wenn sie belastet oder sogar richtig krank ist. Allerdings sendet sie uns doch einige Warnzeichen, die wir ernst nehmen sollten.

Unsere Reise beginnt mit der Erkenntnis, dass die Leber, dieses stille Kraftwerk, keinen Schmerz kennt. Sie verrichtet ihre Arbeit im Verborgenen, filtert, entgiftet und unterstützt, ohne jemals laut um Hilfe zu rufen. Doch sie sendet uns Zeichen, leise, fast flüsternd, die nur allzu oft in der Hektik des Alltags untergehen.

Wie ein Dirigent, der ein großes Orchester leitet, spielt die Leber eine Hauptrolle in unserem Stoffwechsel, ohne dabei im Rampenlicht zu stehen. Ihre Bedeutung ist uns oft nicht bewusst – solange, bis die Harmonie gestört wird. Gesundheitliche Beschwerden, die auf den ersten Blick nicht direkt mit ihr in Verbindung zu stehen scheinen, können tatsächlich stille Botschaften, Hinweise auf eine Belastung dieses zentralen Organs sein.

Mit jeder Seite, die Sie umblättern, werden Sie mit uns gemeinsam die verborgenen Aspekte Ihrer Leber entdecken und stille Signale wie Schlafstörungen, Verdauungsbeschwerden, erhöhtes Cholesterin, Hautprobleme, Bluthochdruck, Migräne etc. besser deuten lernen. Betrachten Sie dieses Wissen als Leitfaden zu einem tieferen Verständnis für die außergewöhnlichen Funktionen dieses »Superorgans«, der Ihnen einen bewussteren Umgang mit Ihrer Gesundheit ermöglicht.

Die Geschichte von Johannes (Seite 12)ist eine von vielen, die uns zeigt, wie indirekt die Leber um Aufmerksamkeit bittet, durch Symptome, die leicht übersehen oder missverstanden werden können. Johannes' Erfahrung öffnet uns die Augen für die subtilen Signale unseres Körpers und die entscheidende Rolle, die die Leber für unsere Gesundheit spielt.

Verdauungsbeschwerden

Ob übermäßige Blähungen, Durchfall, Verstopfung oder Übelkeit nach dem Essen – wer damit Erfahrung hat, kennt den Leidensdruck. Wiederkehrende Verdauungsprobleme sind unangenehm und häu-

fig auch schmerzhaft. Die Auslöser sind vielfältig: hektischer Lebensstil, Alltagsstress, schlechte Ernährungsgewohnheiten, chronische Übersäuerung. Doch lange bevor Ihnen die ersten Beschwerden aufgefallen sind, haben sich all diese Faktoren schon geraume Zeit auf Ihre Leber ausgewirkt. Die Folgen können sehr unangenehm sein: Sobald Ihr Essen den Magen passiert hat, hängt vieles maßgeblich von der Fitness Ihrer Leber ab. Die Leber ist ein Hauptproduzent der wichtigen Verdauungssäfte. Fehlen diese, weil die Leber nicht mehr optimal arbeitet, sind Probleme vorprogrammiert. Kurz gesagt: Möchten Sie Ihre Verdauung verbessern, müssen Sie auch Ihre Leberfunktion stärken.

Müdigkeit ist der Schmerz der Leber

Nicht nur Johannes leidet immer wieder unter bleierner Müdigkeit. Dies ist in unserer Zeit ein weit verbreitetes Volksphänomen, fast schon eine Epidemie. Natürlich können Antriebsschwäche und Lustlosigkeit auch andere Ursachen haben. Aber nicht umsonst heißt es: »Müdigkeit ist der Schmerz der Leber.« Oft ist dies eines der ersten Warnzeichen, mit dem die Leber auf sich aufmerksam machen will und signalisiert: »Hallo, hier stimmt etwas nicht mehr!« In Verbindung mit anderen genannten Symptomen kann dies durchaus auf eine Leberschwäche oder eine Lebererkrankung hindeuten.

Fettleber

Bei Johannes (Seite 13) haben die Leberzellen begonnen, anzuschwellen und Fett einzulagern. Dies erfolgt – wie immer, wenn es um die Leber geht – schmerzlos, schleichend und anfangs völlig unbemerkt. Eine gesunde Leber weist einen Fettanteil von unter 5 % auf. Von einer Leberverfettung spricht man bereits, wenn mehr als 5 % der Leberzellen Fett einspeichern. Bei einer diagnostizierten Fettleber weisen mindestens 50 % der Leberzellen übermäßige Fetteinlagerungen auf. Von einer Fettleber sind mehr als 20 % der Bevölkerung betroffen – übrigens mehr Frauen als Männer.

Oft wird die Fettleber mit dem Thema Alkoholmissbrauch assoziiert. Was ja prinzipiell auch seine Berechtigung hat, denn sie ist ja leider wirklich keine Seltenheit, die alkoholbedingte Fettleber: Statistisch hat jeder zehnte Erwachsene in Westeuropa eine Fettleber, die auf Alkoholkonsum zurückzuführen ist. Aber wie kommt es eigentlich dazu? Der Alkoholabbau findet zu 90 % in der Leber statt. Bei Frauen reichen zur Entwicklung einer Schädigung der Leberfunktion bereits 10 bis 40 Gramm reinen Alkohols täglich, bei Männern etwa 20 bis 80 Gramm. Und das ist wirklich nicht viel: In einem Glas Sekt

Johannes

Warnsignal Müdigkeit

» Johannes ist beruflich sehr erfolgreich. Er leitet seit 15 Jahren seine eigene Firma, die gut läuft. Seine Freizeit war in letzter Zeit knapp bemessen, aber da er seine Arbeit mag, stört ihn das nicht weiter. Er ist es gewohnt, sich phasenweise einfach mal durchzubeißen, und seine Überstunden hat er noch nie gezählt.

Was ihm aber wirklich zu schaffen macht, sind die Müdigkeitseinbrüche, die sich vor einiger Zeit ganz plötzlich eingestellt haben. Oft kann er sich in Besprechungen und bei Kundengesprächen nur noch schwer konzentrieren und muss dagegen ankämpfen, dass ihm die Augen zufallen. Noch vor einem Jahr kannte er so etwas überhaupt nicht von sich. Erst kürzlich fragte ihn sein Geschäftspartner augenzwinkernd, was er denn in letzter Zeit nachts so treibe. Er konterte mit einem Scherz – doch seitdem beunruhigt es ihn, dass man ihm dies anscheinend schon regelrecht ansieht …

Obwohl er tagsüber oft müde ist, wälzt er sich in der Nacht schlaflos im Bett. Er wacht mitten in der Nacht auf und kann dann erst frühestens um drei Uhr wieder einschlafen. Um in der Zeit, in der er wach liegt, doch irgendetwas Sinnvolles zu tun, beantwortet er auf seinem Smartphone E-Mails, für die er tagsüber keine Zeit hatte. Johannes hat schon vieles probiert, sogar Meditation – doch dazu hat er keinen Nerv und wird nach zehn Minuten schon richtig unruhig.

Sein Arzt hat ihm beim letzten Termin ein Rezept für ein Schlafmittel mitgegeben, dieses muss er sich erst noch besorgen. Er hofft, dass er dann endlich mal wieder durchschlafen kann.

Der Bauch ist gereizt und gebläht

» In letzter Zeit leidet Johannes auch immer wieder unter Verdauungsproblemen. Die ständigen Anforderungen, die sein Beruf mit sich bringt, nicht zuletzt die Streitigkeiten mit seiner Frau, die sich gerade häufen, und bestimmt auch seine unregelmäßigen Essenszeiten fordern ihren Tribut. Der Bauch ist oft gereizt und gebläht, die Verdauung riecht wirklich übel. Bei Besprechungen mit seinem Team ist das ziemlich unangenehm. Insbesondere den Gang zur Toilette in der eigenen Firma würde er am liebsten vermeiden. Das ist ihm oft richtig peinlich! «

oder Wein sind bereits 10 Gramm Alkohol enthalten! Täglicher Konsum auch kleiner Alkoholmengen ist eine der Hauptursachen für die Entstehung chronischer Lebererkrankungen. Die dabei unterdrückte Fettoxidation führt zu erhöhten Blutfettspiegeln und damit zur Verfettung der Leber.

Johannes

»Ich bin doch kein Alkoholiker, wie kann das sein!«

» Das war Johannes' erster Gedanke, als sein Arzt ihm die Diagnose »beginnende Fettleber« mitteilte. Mittlerweile sind schon zwei Wochen vergangen und er hat noch mit niemandem darüber gesprochen, nicht einmal mit seiner Frau. Bei dem Gedanken, jemandem von seiner Diagnose zu erzählen, fühlt sich Johannes überhaupt nicht wohl. Wie es dazu gekommen ist, ist ihm ein absolutes Rätsel. Am Alkohol kann es nun wirklich nicht liegen! Schließlich gönnt er sich gerade mal hin und wieder ein Gläschen Wein zum Abendessen – oder ab und an ein »After-Work-Bier« mit den Mitarbeitern. Sein Lieblingsgetränk ist sogar Apfelsaft, den hat er schon als Kind gerne getrunken. Die Großeltern hatten damals viele Apfelbäume und pressten den Saft selbst. Zuhause stand immer eine Flasche Apfelsaft auf dem Tisch, so wie auch heute noch in Johannes' Büro. Und immer in Bio-Qualität und von regionalen Bauern produziert – darauf achtet seine Frau sehr!

Er hat auch schon an Medikamente als Ursache gedacht. Man hört ja immer wieder, dass diese die Leber in Mitleidenschaft ziehen können. Gegen die Schmerzen im Knie, die sich hartnäckig halten, nimmt er schon gelegentlich eine Schmerztablette. Besonders morgens nach dem Aufstehen ist es oft schlimm. Aber auf dem Beipackzettel stand nichts von Fettleber bei den Nebenwirkungen …

Irgendwie ist er ratlos. Es ist doch noch nicht so lange her, dass er sich so richtig stark gefühlt hat, voll in der Kraft, mitten im Leben. Es kann doch nicht jetzt schon bergab gehen! «

Fakt ist aber auch, dass heute sogar noch mehr Menschen, nämlich jeder sechste Erwachsene in der westlichen Welt, an einer Fettleber leiden, die nicht auf Alkoholkonsum zurückzuführen ist. Man spricht in solchen Fällen von einer nicht alkoholischen Fettleber. Dieser Zustand entsteht eben auch durch eine Vielzahl anderer Faktoren abseits des Alkohols: Fehl- und Überernährung, Diabetes mellitus, Dauereinnahme von Medikamenten und eine chronische Belastung durch Umweltgifte können ebenso wie genetisch bedingte Stoffwechselstörungen zur Bildung einer nicht alkoholischen Fettleber beitragen. Sowohl in Europa als auch in den USA handelt es sich hierbei mittlerweile um die am häufigsten diagnostizierte chronische Lebererkrankung – die auch immer häufiger schon bei Kindern auftritt!

Lange Zeit wurde die Fettleber als irreversible Schädigung angesehen. Aber heute wissen wir, dass sich die Leber mit den richtigen und rechtzeitigen Maßnahmen auch wieder vollständig regenerieren kann. Voraussetzung dafür ist, dass die auslösenden Faktoren wegfallen und die Maßnahmen konsequent über einen längeren Zeitraum durchgeführt werden. Die Leberreinigung in Kombination mit einer nachhaltigen Ernährungsumstellung ist hierfür ein effektives Werkzeug – mit hohem Erfolgspotenzial.

Warum zu viel Fructose (Fruchtzucker) der Leber schadet

In wissenschaftlichen Kreisen ist man sich längst darüber einig, dass exzessiver Fructosekonsum eine Schädigung der Leber bewirkt – begleitet von Veränderungen im Fettstoffwechsel.

Dies bedeutet, dass uns größere Mengen von stark fructosehaltigem Obst oder Nahrungsmitteln, denen viel Fruchtzucker zugesetzt wird, in vielerlei Hinsicht nicht guttun.

Dabei klingt er ja so harmlos, der Fruchtzucker, oder? Viele Nahrungsmittelproduzenten verarbeiten ihn gerne in ihren Produkten. Auf den Verpackungen steht dann zum Beispiel »mit natürlichem Fruchtzucker gesüßt«. Doch genau diese Bezeichnung führt uns in die Irre. Denn unser Stoffwechsel ist hauptsächlich auf die Aufnahme von Glukose (Traubenzucker) ausgelegt und nicht so sehr auf die der Fructose. So natürlich ist der Fruchtzucker also gar nicht.

Fructose wird anders verstoffwechselt

Fruchtzucker wird, anders als Traubenzucker, nicht mittels Insulin direkt in jede Zelle unseres Körpers befördert, sondern hat einen anderen Stoffwechselweg. Und dieser läuft eben über die Leber. Unsere Leber ist nämlich die einzige Anlaufstelle in unserem Körper, die Fructose verarbeiten kann – und auch sie kann das nur mäßig gut. In kleinen Mengen genossen (wie in einem Stück Obst) kann Fructose von der Leber noch ganz unproblematisch verwertet werden. Bei größeren Mengen ist die Verarbeitungskapazität bald überschritten und der überschüssige Fruchtzucker wird dann in Form von Fett in der Leber gespeichert. Und nur dort – denn alle übrigen Fettzellen im Körper stehen dafür nicht zur Verfügung. Eine Verfettung der Leber ist bei hohem Fructosekonsum somit die logische Konsequenz.

Fructose sorgt dafür, dass wir mehr essen

Das Hormon Leptin ist in unserem Körper für das Sättigungsgefühl zuständig. Wird es ausgeschüttet, hören wir ganz natürlich auf zu essen und fühlen uns satt und zufrieden. Fructose blockiert genau dieses Hormon. Der Mechanismus, der unseren Körper dazu veranlasst, immer nur so viel zu essen, wie er tatsächlich benötigt, funktioniert dann nicht. Die Folge ist: Wir essen weiter. Das macht den

Fruchtzucker in der Nahrungsmittelindustrie verständlicherweise sehr beliebt – weil wir einfach mehr konsumieren.

Für Diabetiker empfohlen – oder doch nicht?!

Fructose wurde lange Zeit als der »Diabetiker-Zucker« schlechthin angepriesen und in speziellen Produkten für Diabetiker verwendet. Zuerst sah man nämlich nur die eine Seite der Medaille, nämlich jene, dass die Fructose den Blutzuckerspiegel kaum beeinflusst.

Unsere Bundesministerien für Gesundheit kamen jedoch bereits 2009 zu dem Ergebnis, dass große Mengen von Fructose negative Auswirkungen haben können und unter anderem auch die Bildung einer Fettleber begünstigen. So wird heute auch von offiziellen Stellen Diabetikern vom Verzehr industriell verarbeiteter Nahrungsmittel, die zugesetzte Fructose enthalten, strikt abgeraten.

Die Dosis macht das Gift

Keine Sorge, der Verzehr von natürlichem Obst und Gemüse ist prinzipiell unbedenklich, solange wir die allgemein gültigen Mengenempfehlungen nicht aus den Augen verlieren: maximal zwei Portionen Obst pro Tag. Kritisch hingegen ist der regelmäßige Konsum konzentrierter Fructose, wie sie viele (häufig unbewusst) in großen Mengen in Form von Säften, Softdrinks, Wellness-Getränken, aber auch Süßspeisen, Süßigkeiten oder Gebäck zu sich nehmen.

Zur rasanten Zunahme der Fettleibigkeit (Adipositas) der nordamerikanischen Bevölkerung hat die Fructose übrigens maßgeblich beigetragen. In den USA wird seit Jahrzehnten nicht mehr der normale Haushaltszucker verwendet, sondern weitestgehend der sogenannte High-Fructose-Corn-Syrup (HFCS). Also hochkonzentrierter Fruchtzuckersirup, der aus Mais gewonnen wird. Der Anteil davon beläuft sich in den USA auf über 50 % und stellt dort somit mengenmäßig das wichtigste Süßungsmittel dar.

In der EU kommt jetzt die Isoglukose

Lange Zeit hat die EU-Zuckermarktverordnung dafür gesorgt, dass der Anteil des Zuckers, der aus Mais, Weizen oder Kartoffeln gewonnen wird (sogenannte Isoglukose) auf maximal 5 % begrenzt bleibt. Hierunter fallen Sirupe, die aus einer Mischung aus Fructose und Glukose bestehen. Diese Verordnung ist zum 1. Oktober 2017 sang- und klanglos ausgelaufen. Nichts davon gehört? Das kann sein, denn es wurde in den Medien nicht groß breitgetreten. Was hier jetzt bürokratisch und abstrakt klingt, wirkt sich allmählich ganz konkret auf unser Essen aus – und vor allem auf unsere Leber.

Mythos »Fuselalkohol«

Lange Zeit erklärte man sich die nicht alkoholische Fettleber durch die Annahme, Obst wandle sich bei der Verdauung in Fuselalkohole um und schädige auf diese Weise die Leber. Klingt spektakulär – und hört oder liest man auch heute vereinzelt immer noch.

Wir wissen jedoch mittlerweile, dass, biochemisch gesehen, unter den Bedingungen im Organismus keine Fuselalkohole entstehen. Es ist in Wahrheit die Fructose, die, wenn zu häufig oder zum falschen Zeitpunkt (zum Beispiel spät abends) genossen, bei Menschen, die darauf sensibel reagieren, die Leber schwächt.

Fettleberhepatitis – Entzündung der Leber

Ganz gleich, ob eine Fettleber alkoholisch oder nicht alkoholisch bedingt ist – sie kann sich im weiteren Verlauf entzünden (Fettleberhepatitis) und für noch mehr Probleme sorgen. Die Art der Schäden ist auch in beiden Fällen dieselbe und nicht voneinander zu unterscheiden. Statistisch entwickeln etwa 5 bis 20 % der Menschen mit nicht alkoholischer Fettleber irgendwann eine Hepatitis.

So kommt es zur »Gelbsucht« Ist die Leber geschwächt, kann sie ihre Aufgaben nur mehr eingeschränkt erfüllen. Eine dieser Aufgaben ist der Abbau der gealterten roten Blutkörperchen. Schafft sie das nicht ausreichend, bleibt der Blutfarbstoff Bilirubin vermehrt im Körper und lagert sich in der Haut und im weißen Bereich der Augäpfel ein – daher auch der umgangssprachliche Name »Gelbsucht« (der medizinische Begriff dafür ist Ikterus). Bei akuter Hepatitis ist diese Gelbfärbung besonders auffällig, eine leichte Verfärbung der Augäpfel ist aber oft schon bei chronisch geschwächter Leber zu erkennen.

Leberzirrhose Aus einer unbehandelten Fettleberhepatitis kann im weiteren Verlauf eine Leberzirrhose werden. Hier kommt es zu einem narbigen Umbau der Leberzellen, der zu einer Verhärtung und einer Schrumpfung des Organs führt. Die Leber verliert dabei großteils ihre Funktion, und alle Stoffwechselprozesse, die sie im Körper übernimmt, werden maßgeblich beeinträchtigt. Erst dieser Schaden ist dann nicht mehr reversibel.

Gelenkschmerzen

Wenn Sie sich seit einiger Zeit schon mit Gelenkschmerzen plagen, die Sie sich nicht so recht erklären können und die Ihnen vielleicht schon morgens beim Aufstehen auf die Stimmung drücken, tun Sie gut daran, auch hier an Ihre Leber zu denken. Eine der wichtigsten Aufgaben der Leber ist die Filtration ausscheidungspflichtiger und in weiterer Folge toxischer Abbau- und Abfallprodukte aus dem Blut. Und was ist die Folge, wenn ihr das nicht mehr sauber gelingt? Logischerweise bleiben mehr belastende Stoffe im Organismus zurück, die sich dann gern im Bindegewebe festsetzen. Der Körper reagiert darauf mit Entzündung – und dies macht sich oft unangenehm in Form von Schmerzen und Steifigkeit bemerkbar.

Gallensteine

Diese werden oft bei einer Ultraschalluntersuchung als »Nebenbefund« festgestellt. Sie entstehen durch ungünstige Veränderungen in der Zusammensetzung der Galle, die ja in der Leber produziert wird. Kleine Cholesterinkristalle verbinden sich dabei mit anderen Gallenbestandteilen zu kleinen Klümpchen. Diese verstopfen nach und nach die feinen Gallengänge, wodurch der Gallenfluss zu stocken beginnt. Die Klümpchen landen zwangsläufig irgendwann im Sammelorgan Gallenblase, wo sie dann durch weitere Anlagerung von Gallensubstanz zu ausgewachsenen Steinen verkalken. Mittels Röntgen und Ultraschall sind die harten, verkalkten Steine, die in der Gallenblase entstehen, gut erkennbar, wogegen die weichen Ablagerun-

Charlotte

Johannes' Frau Charlotte hat auch gerade eine schwierige Zeit

» Die angespannte Situation zwischen ihrem Mann und ihr macht ihr sehr zu schaffen. Er ist immer seltener zuhause, und sie ist sich längst nicht mehr sicher, ob sie ihm glauben soll, dass das nur an der vielen Arbeit liegt. Früher hat ihr das weniger ausgemacht, wenn Johannes erst spät abends nach Hause kam. Jetzt verliert sie sich ständig in irgendwelchen Gedanken, die ihr noch zusätzlich aufs Gemüt drücken.

Zweifel haben sich schleichend in ihrem Leben breitgemacht. Und so fühlt sie sich manchmal unendlich einsam und allein in diesem großen Heim, mit all der Arbeit, die keiner sieht, während draußen das Leben an ihr vorüberzieht. Sie kann sich nicht daran erinnern, dass Johannes dies in letzter Zeit einmal wirklich gewürdigt hätte. Aber sie kann sich irgendwie nicht helfen – momentan endet beinahe jedes Gespräch entweder im Streit oder sie bricht in Tränen aus. So hat sie Johannes noch gar nichts davon erzählt, dass der Arzt bei ihr kürzlich Gallensteine festgestellt hat. Eigentlich war sie nur dort gewesen, um sich wegen der in letzter Zeit häufiger gewordenen Migräneattacken durchchecken zu lassen.

Noch spürt sie nichts von den Gallensteinen, aber früher oder später wird sie sich einer Operation unterziehen müssen, meint der Mediziner – in ihrem Alter sei das nichts Außergewöhnliches. Diese Aussicht macht Charlotte Angst. Aber was soll sie nun tun? Einfach abwarten und das Beste hoffen?

Gegen ihre Dünnhäutigkeit hat sie ein Rezept für einen Stimmungsaufheller bekommen. Sie konnte sich nur noch nicht dazu durchringen, diesen aus der Apotheke zu holen. Es ist, als ob sie sich damit ihre Schwäche eingestehen würde. «

gen in der Leber unsichtbar bleiben. Treten im rechten Oberbauch dann Schmerzen auf, ist dies ein Zeichen dafür, dass sich die Gallenblase durch die Last, die sie schon länger mit sich herumträgt, entzündet hat.

Gallensteine werden typischerweise ab den Vierzigern diagnostiziert und daher klassisch mit dem zunehmenden Alter assoziiert: Tatsächlich sind 50% aller Menschen über 70 Jahre Gallensteinträger.

Wie auch in Charlottes Fall wird früher oder später dann ärztlicherseits dazu geraten, die entzündliche Gallenblase operativ entfernen zu lassen – heutzutage ein Routineeingriff. So werden in Deutschland jedes Jahr über 200 000 Gallenblasen entfernt.

Schlafstörungen

Viele Menschen kommen zu uns in die Praxis und schildern im Anamnesegespräch

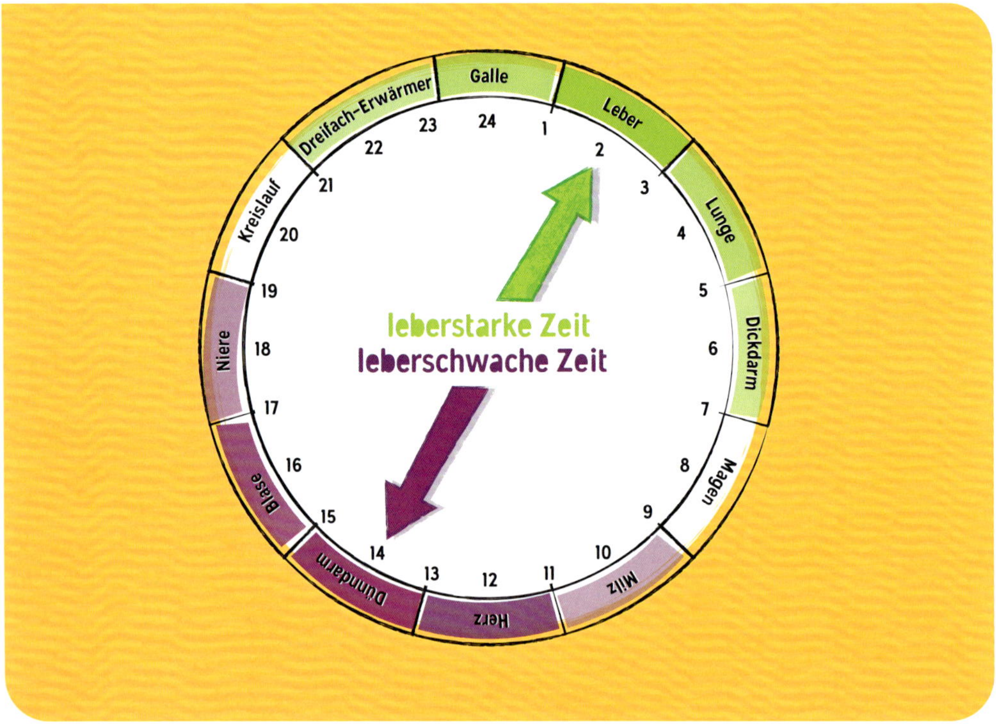

Mittags gegen 14 Uhr hat die Leber ihre schwächste und nachts gegen 2 Uhr ihre aktivste Zeit.

etwa folgendes: »Es ist wie verhext – ich wache immer gleich nach Mitternacht auf und kann erst um drei Uhr morgens wieder einschlafen!« Das sagen, wie Johannes, typischerweise keine jungen Erwachsenen, sondern Menschen, deren Stoffwechsel schon etwas in die Jahre gekommen ist.

Die Traditionelle Chinesische Medizin (TCM) stellt in ihrer Organuhr den 24-Stunden-Energiekreislauf unseres Körpers dar. Die »Leberzeit« ist demnach zwischen ein und drei Uhr nachts, was bedeutet, dass die Leber in dieser Zeit von allen Organen das aktivste ist.

Schlafstörungen zwischen ein und drei Uhr nachts deuten also auf eine Überlastung der Leber hin: Sie arbeitet um diese Zeit so angestrengt und erzeugt dabei so viel Energie, dass sie ihren Besitzer dabei regelrecht aufweckt!

Hämorrhoiden

Kein Thema, über das man gerne spricht, dennoch ist beinahe jeder zweite Erwachsene einmal davon betroffen – Hämorrhoiden sind ein häufiges und leidiges Beschwerdebild. Doch wie entstehen diese eigentlich? Das Venenblut des Darms wird über die Pfortader direkt zur Leber geführt, damit die Inhaltsstoffe aus der Nahrung dort verarbeitet werden können. Eine herabgesetzte Leberfunktion bremst diesen Blutfluss und führt zu einem Rückstau. Dauert dieser Rückstau

Labor – noch alles im grünen Bereich?

Die Leber leidet auch hinsichtlich der Blutwerte lange im Stillen. Eine Blutuntersuchung allein liefert noch keine sichere Diagnose bei Verdacht auf ein Leberproblem. Die direkten Leberwerte wie AST, ALT, CHE und Gamma-GT, die »klassisch« einen Leberschaden anzeigen, schlagen im frühen Stadium noch gar nicht an. Wenn diese Leber-Laborwerte auffällig werden, bedeutet das meist, dass die Leberschwäche zu diesem Zeitpunkt bereits fortgeschritten ist. Es ist daher nicht so, dass man sich keine Gedanken um seine Leber zu machen braucht, solange die Laborwerte noch in Ordnung sind. Im Gegenteil – je früher wir regulierend unterstützen, desto einfacher ist es, erst gar nicht aus dem »grünen Bereich« zu fallen.

an, führt dies zu den unerwünschten Erweiterungen und Aussackungen, die vielen schmerzlich bekannt sind. Eine optimal funktionierende Leber filtert problemlos und wird mit der anfallenden Blutmenge leicht fertig. Darum sollten Sie auch bei Hämorrhoiden an die Pflege Ihrer Leber denken.

Erhöhte Cholesterinwerte

Wo laufen mehr als 90 % des gesamten Cholesterinauf- und -abbaus im Körper ab? Genau – direkt in den Leberzellen! Allein dadurch wird klar, wie stark der Einfluss der Leber auf Ihre Cholesterinwerte ist. Anders gesagt: Gezielte Leberpflege trägt wesentlich dazu bei, Ihre Cholesterinwerte auf Dauer im Lot zu halten und das Problem an der Wurzel zu packen.

Migräne

Charlotte ist eine von vielen Frauen, die mit Migräne zu leben gelernt haben. Wer die bohrenden Schmerzen, oft begleitet von Übelkeit und Erbrechen, einmal erlebt hat, weiß, dass eine Migräneattacke die Betroffenen vollkommen außer Gefecht setzen kann. An Arbeit oder andere Aktivitäten ist dann nicht zu denken. Statistisch sind es 15 % der Frauen im deutschsprachigen Raum und halb so viele Männer, die Migränepatienten sind. Die asiatische Medizin geht davon aus, dass Migräne zu 80 % ihren Ursprung in einer Leberstörung hat – was in etwa auch unseren Erfahrungswerten entspricht.

Hautsymptome

Ihr biologisches Alter ist genaugenommen nicht die Summe Ihrer Lebensjahre, sondern die Menge der Belastungen Ihres Stoffwechsels.

Leberflecke und »Altersflecke« Viele Menschen beobachten etwa ab der Lebensmitte eine Zunahme von dunklen Flecken und Warzen in den verschiedensten Braunschattierungen auf ihrer Haut. Diese sind ein Zeichen der verminderten Reinigungskapazität unseres Körpers – an vorderster Front steht dabei die Leber. Wenn die inneren Organe mit Zellabbau und Entgiftung nicht mehr nachkommen, dann muss die Haut nämlich mithelfen. Unser Körper nutzt dann vermehrt auch dieses Ventil, um Schadstoffe loszuwerden. An der Hautoberfläche oxidieren manche dieser Substanzen und bilden dabei jene unerwünschten leberfarbenen Veränderungen. Das bei diesem Vorgang entstehende Alterspigment Lipofuszin ist also ein Stoffwechselabbauprodukt. Auch unter den Augen können sich solcherart Verfärbungen in Form von permanenten Augenringen bilden.

Ekzeme Manche Stoffe, die auf diese Weise über die Haut zur Ausscheidung kommen, können die Haut reizen und chronisch-entzündliche Veränderungen hervorrufen.

Juckreiz »Leberjuckreiz« entsteht durch einen Rückstau von Gallenflüssigkeit in der Leber selbst. Gelangt auf diese Weise zu viel Gallensäure ins Blut, lagert sich diese auch in der Haut ab, was wiederum anhaltenden, von »außen« unerklärlichen Juckreiz auslösen kann.

Lebersternchen Wie der Name schon sagt, sind diese Sternchen in der Medizin als klassische Zeichen einer Leberstörung bekannt. Sie werden auch »Spider naevi« genannt. Man bezeichnet damit sternförmige Gefäßerweiterungen vor allem im Gesicht und am Hals, an Brust und Armen, mit einem hellroten punktförmigen Gefäßknötchen als Zentrum. Ärztlicherseits ist klar, dass sich, wenn diese Erscheinungen auftreten, bereits eine ernsthafte Schädigung der Leber manifestiert hat.

All diese Veränderungen an der Haut sind kein Zufall, sie haben einen organischen Hintergrund. Erfreulicherweise sind sie aber auch kein unabwendbares Schicksal: Gelingt die Entsorgung der Stoffwechselabfälle im Körper wieder besser, können diese Hauterscheinungen teilweise auch wieder verschwinden.

Hormonelle Probleme

Obwohl die Leber selbst keine aktiven Hormone produziert, sondern nur Vorstufen bereitstellt, nimmt sie dennoch starken Einfluss auf unseren Hormonhaushalt. Denn der Ab- und Umbau dieser so wichtigen Stoffe obliegt ihr fast vollständig. Schafft sie das nicht, kommt das System aus dem Gleichgewicht. So kann durchaus auch Ihre Leber mitbeteiligt sein, wenn Ihr Arzt bei Ihnen zum Beispiel eine Schilddrüsenfunktionsstörung oder eine Nebennierenschwäche diagnostiziert. Entsprechend stark ist auch der Einfluss der Leber auf unsere Sexualhormone. Lebererkrankungen können sich im weiblichen Körper auch in Zyklusstörungen zeigen. Bei Männern können bei schweren Leberschäden Potenzstörungen beobachtet werden.

Wechseljahresbeschwerden

Die vielen kleineren und größeren Unpässlichkeiten, die ab der Lebensmitte auftreten, werden bei Frauen unter dem Sammelbegriff »Wechseljahresbeschwerden« gerne allein auf die hormonellen Veränderungen in dieser Zeit geschoben. Doch spielt hier öfter als man denkt eine überforderte Leber noch gehörig mit.

Denn in dieser Lebensphase fallen zwei Dinge zeitlich zusammen: Neben der hormonellen Veränderung wird mit zunehmendem Alter die Durchblutung der Organe – und damit auch der Leber – schwächer. Die tägliche Arbeitslast für die Leber wird aber naturgemäß eher größer. Die Jahre hinterlassen eben ihre Spuren! Kommt die Leber mit dem »Aufräumen« dann nicht mehr hinterher, sammelt sich einiges mehr an Schadstoffen und Stoffwechselendprodukten als früher an und verursacht Beschwerden wie Müdigkeit, Lustlosigkeit, Gewichtszunahme, Schlafstörungen, Reizbarkeit, Stimmungsschwankungen … kennt man das nicht auch als »typische Wechseljahresbeschwerden«?

Charlotte

Sie wird von verschiedenen Beschwerden geplagt

» *Charlotte zieht die Bettdecke zurecht und schaut in die Dunkelheit. Sie kann sich nicht daran gewöhnen, dass Johannes jetzt meist so spät nach Hause kommt, dass sie schon längst schläft. Wie gerne würde sie wieder einmal in Ruhe mit ihm reden! Früher konnten sie all ihre Gedanken miteinander teilen – aber jetzt bleibt sie damit meist allein.*

Neulich hat sie mit ihrer Freundin Anna über die Probleme sprechen können, die sie seit einer Weile plagen. Sie gefällt sich einfach nicht mehr, wenn sie sich morgens im Spiegel sieht. Die Augen sind verquollen, ihre Haut ist irgendwie rauer und trockener geworden, manchmal juckt und spannt sie ganz unangenehm. Und Verdauung war früher wirklich gar nie ein Thema für sie. Doch all diese Sorgen scheinen sich auch auf die Darmbewegungen niederzuschlagen – irgendwie stockt und klemmt es plötzlich überall. Die Gallensteine allein könnten dafür nicht verantwortlich sein, meinte ihr Arzt, und so suchte er weiter. Beim Blutlabor wurde er dann fündig: Die Ergebnisse zeigten deutliche Hinweise auf eine verminderte Schilddrüsenfunktion. Das sei aber kein Grund zu großer Sorge, meinte der Mediziner, und verschrieb Charlotte Tabletten. Damit würden die fehlenden Hormone ersetzt und ihr Gesamtzustand werde sich wieder bessern.

Charlotte kämpft auch mit ihrem Gewicht

» *Was oder wie viel sie isst, hatte bei ihr immer schon eine Rolle gespielt, wenn es darum ging, in Form zu bleiben. Aber ein paar überzählige Kilos konnte sie früher mit einer kurzen Diät oder einer Saftkur immer gut loswerden. Jetzt ist das anders. Was bisher geklappt hat, funktioniert nicht mehr. Zwei Kleidergrößen sind es jetzt schon! Und jeder sagt ihr nur: »Ja, so ist das eben in den Wechseljahren, da geht es fast allen so!« Und dann dazu noch diese Schweißausbrüche, wo sie sich ohnehin in ihrer Haut nicht mehr so richtig wohlfühlt! Manchmal hat sie sich jetzt selbst schon dabei ertappt, dass sie Geselligkeiten aus dem Weg geht, um nicht in peinliche Situationen zu kommen.* «

Wassereinlagerungen

Die Leber produziert geschätzt 25–50 % unserer gesamten Lymphflüssigkeit. Diese ist, solange die Leber gut arbeitet, rein und klar wie Wasser. Bleiben in der Lymphe vermehrt Abfallstoffe und alter Zellmüll zurück, wird sie zähflüssiger und der natürliche Lymphabfluss ist behindert – Stauungen sind die Folge. Dies kann sich in Wasseransammlungen um die Augen zeigen. Aber auch in gestauten schweren Beinen nach langem Sitzen oder Stehen oder in angeschwollenen Händen am Abend oder bei warmem Wetter.

Sie sehen nun also, welch indirekten Einfluss Ihre Leber auf viele Prozesse im Körper hat. Aber es gibt darüber hinaus auch noch das Wechselspiel von Körper und Seele. Lange bevor körperliche Beschwerden spürbar werden, zeigt unsere Leber uns oft schon im emotionalen Spiegel, dass etwas nicht mehr so läuft, wie es sollte. Was sich in diesem Spiegel erkennen lässt, erfahren Sie im Folgenden.

Auch die Leber zeigt Gefühle

Sie kennen bestimmt den Begriff von der »Laus, die einem über die Leber läuft«. Ja, und möglicherweise erinnern Sie sich selbst an die eine oder andere Situation, als Ihnen ganz plötzlich »der Faden gerissen« ist. Lange haben Sie sich ja zurückgehalten, aber irgendwann war es dann einfach zu viel – und dann kam auch noch jemand mit diesem dummen Spruch daher. Sie hätten geradewegs aus der Haut fahren können vor Wut! Aber hinterher, mit ein wenig Abstand, da fragten Sie sich dann, was da eigentlich mit Ihnen los war – das ist ja sonst nicht Ihre Art. Oder haben Sie sich vielleicht gelegentlich schon gewundert, dass Sie in vergleichbaren Situationen einmal mit Humor und Gelassenheit reagiert haben und das nächste Mal ganz anders?

Auch hier spielt Ihre Leber möglicherweise eine größere Rolle, als Sie vielleicht denken. Eine Leberüberlastung kann sich auch in »unerklärlicher« emotionaler Unausgeglichenheit, Überreiztheit und Unzufriedenheit widerspiegeln.

Wenn die Galle hochkommt

Ist Ihnen das sogenannte cholerische Temperament ein Begriff? Als Choleriker gelten Menschen, bei denen sich angestaute Gefühle wie Ärger, Frustration oder Irritationen immer wieder einmal heftig, regelrecht explosionsartig entladen. Der Begriff des »cholerischen Temperaments« stammt aus der Säftelehre der Antike und hat sich nicht ohne Grund bis heute gehalten. Der Name leitet sich von »chole«, dem altgriechischen Wort für Galle, ab. Erinnern wir uns, wo wird die Galle produziert? Genau, in der Leber. Nicht von ungefähr sehen viele Medizintraditionen die Leber generell als Sitz der Gefühle und des Temperaments.

Es ist also nicht immer nur die Lebenssituation eines Menschen oder einfach seine Persönlichkeit, die für schlechte oder schwankende Stimmungen verantwortlich sind. Weit häufiger als man denkt, ist es die überforderte und funktionsgeschwächte Leber, die so auf sich aufmerksam macht. Mit anderen Worten: Gefühlsausbrüche haben mitunter durchaus einen organischen Hintergrund.

Anna

Sie verspürt eine unerklärliche Unzufriedenheit

» *Anna ist Mutter von zwei Teenagern und fühlt sich wohl in ihrem Job. Sie ist Gymnasiallehrerin und ihre Kollegen schätzen sie als ausgesprochen umsichtige und zuverlässige Person. Sie geht selbstbewusst durchs Leben, ihre Scheidung vor fünf Jahren hat sie mittlerweile verarbeitet.*

In der Regel hat sie alles, inklusive der Herausforderungen durch ihre beiden pubertierenden Söhne, gut im Griff. Doch in letzter Zeit geht immer öfter ihr Temperament mit ihr durch. Schneller als sonst wird sie wütend. Erst gestern ist einer der teuren Teller zu Bruch gegangen, nachdem ihr jüngerer Sohn sich geweigert hat, die Musik leiser zu stellen.

Anna macht auch eine unerklärliche Unzufriedenheit zu schaffen, die sich derzeit immer mehr in ihrem Leben breitmacht. Es gibt Tage, an denen ihr einfach alles auf die Nerven geht. Niemand kann es ihr dann recht machen – eigentlich nicht einmal sie selbst. Am liebsten würde sie dann zuhause bleiben und sich unter der Bettdecke verkriechen. »Du siehst heute aber gar nicht gut aus, fehlt dir etwas?«, hat kürzlich eine Kollegin zu ihr gesagt und Anna musste sich heftig auf die Lippe beißen, um ihrem Unmut nicht freien Lauf zu lassen. Wegen dieses kleinen Zwischenfalls fühlte sie sich den ganzen restlichen Tag schlecht. Natürlich ließ sie sich äußerlich nichts anmerken. Aber innerlich hätte sie schreien können vor Wut! Sie merkt selbst, dass sie sich in ihrem Verhalten verändert hat, und fragt sich ständig, woran das wohl liegt. Sie erkennt sich manchmal selbst nicht mehr wieder. «

Die Gefühlssprache der Leber

Auch über Ihre Stimmungen kann Ihnen Ihre Leber aufzeigen, dass etwas nicht stimmt. Sie müssen nur die Zeichen richtig deuten. Im psychischen Kontext steht die Leber für das Verarbeiten von »giftigen« Erfahrungen und Emotionen, also das Ausscheiden von Negativität und Frustration. Wut, Aggression, Ärger, Unzufriedenheit, Handlungsunfähigkeit, Sich-übergangen-Fühlen, Nörgeln, Unnachgiebigkeit, Verzweiflung – all das sind in gewisser Weise auch »Lebergefühle«. Man reagiert auf geringe Anlässe weit heftiger, als es der Situation entsprechen würde.

Negative Emotionen zeigen sich in unserer Gesellschaft im Überfluss. Um jemanden mit »gestauter« Leber zu finden, brauchen Sie heutzutage nicht lange zu suchen. Zum Beispiel im Straßenverkehr: Bleiben Sie doch einmal an der Ampel noch ein paar Sekunden länger stehen, nachdem das Licht grün geworden ist. Bestimmt meldet sich hinter Ihnen sofort mehr als ein Autofahrer energisch und ungeduldig per Hupe, der es nicht abwarten kann. Oder drängeln Sie sich bei einer Warteschlange einfach mal vor und beobachten Sie die Reaktionen und Blicke Ihrer wartenden Mitmenschen. Wie viele, meinen Sie, werden wohl mit Humor reagieren?

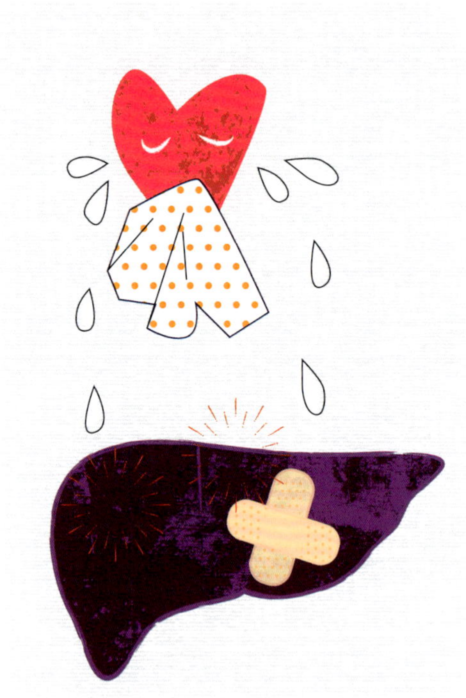

Was das Herz nicht verträgt, muss die Leber ausbaden

Funktionieren unsere Organe nicht oder haben wir Schmerzen, dann fühlen wir uns nicht gut. Umgekehrt ist es ebenso: Anhaltende oder intensive Gefühle wirken sich auf unsere Organe aus. Denn nicht nur stoffliche Belastungen schwächen unsere Leber. Auch emotionales Gift wirkt langfristig toxisch auf unsere Organe. Wir kennen das aus dem täglichen Sprachgebrauch. Redewendungen wie »Das schlägt mir ganz schön auf den Magen!«, »Das ging mir ziemlich an die Nieren« oder »Es reicht, ich habe die Nase voll!« zeigen deutlich, wie unsere Empfindungen sich auch in Körperreaktionen äußern.

Als zentrales Entgiftungsorgan verarbeitet die Leber unsere materiellen wie auch unsere emotionalen Gifte. »Da kommt mir die Galle hoch« oder »Gift und Galle spucken« sind starke Ausdrücke für nicht verarbeitete Aggression. Auch die östliche Medizin geht davon aus, dass Gefühle wie Wut und Zorn eine direkte Wirkung auf die Funktion der Leber ausüben. Sie können dort krankmachende Einflüsse erzeugen. Umgekehrt: »Frei von der Leber weg reden« steht dafür, ohne Hemmungen zu sagen, was man meint und denkt. Das tut – nicht nur – der Leber gut.

Ungelebte, unterdrückte Gefühle können sich langfristig als ziemlich »giftig« erweisen. Sie einfach zu ignorieren und so zu tun, als ob sie nicht da wären, ist auf Dauer keine gute Lösung. Auch emotionales Entgiften ist möglich und notwendig!

Oft hört man in Unterhaltungen über gesundheitliche Themen Bemerkungen wie »Das ist doch ganz normal – oder?« Normal – ja, mag sein. Den meisten Menschen geht es in der heutigen Zeit so. Dadurch ist es auch zur »Norm« geworden. »normal« sollte allerdings keinesfalls mit »unausweichlich« oder »nicht mehr zu ändern« gleichgesetzt werden. Nur, weil etwas für viele Menschen gilt, bedeutet dies noch lange nicht, dass das auch so sein muss. Oder dass man nichts dagegen tun kann.

Und vielleicht ist gerade jetzt, wo Sie dieses Buch in Händen halten, für Sie der richtige Zeitpunkt, Ihrer Leber jene Aufmerksamkeit zu schenken, die sie braucht, um all ihre Funktionen wieder voll zu erfüllen.

Charlotte

Ihr erscheint auf einmal vieles banal und sinnlos

» *Manchmal denkt Charlotte an ihre Kindheit und Jugend zurück, als alles noch so leicht und unbeschwert war. Ja, sie war eine richtige Frohnatur gewesen, immer mit Blick auf die heitere Seite des Lebens. Schulabschluss, Studienbeginn – alles war ihr ziemlich leichtgefallen. Auch ihr Traumstudium Kunstgeschichte wurde möglich. Und als sie dann Johannes kennenlernte, wie glücklich war sie da! Es erschien ihr damals ganz selbstverständlich, ihn bei seinem Firmenaufbau zu unterstützen und die eigene Karriere hintanzustellen. Dafür würde ja schließlich später auch noch Zeit bleiben, wenn Johannes es erst einmal geschafft hätte. Aber irgendwie hat es sich dann nie ergeben.*

Charlottes Motivation, Heim und Familie zu regeln, während ihr Mann seine erfolgreiche Firma leitet, hat in letzter Zeit stark nachgelassen. Manchmal weiß sie morgens gar nicht mehr so recht, warum sie überhaupt aufstehen soll. Vieles in ihrem Leben erscheint ihr dann so banal und sinnlos.

Immer öfter fragt sie sich, was Johannes wohl gerade macht, während sie zuhause wartet, dass er wieder einmal Zeit für sie hat. Und dann kommen ihr diese »dummen« Gedanken. Sie träumt von Reisen an faszinierende Orte, sieht sich interessante Gespräche mit Künstlern führen und auch wieder einmal »verrückte« Dinge tun … Charlotte war früher nie besonders »nah am Wasser gebaut«, aber neuerdings sind Frustration, Enttäuschung und sogar Eifersucht regelmäßige Begleiter geworden. Dann kommen die Tränen und jede Lösung scheint unerreichbar. «

Leberkraft ist Lebenskraft

Was fällt Ihnen als Erstes ein, wenn Sie an wichtige Organe denken? Vermutlich zunächst das Gehirn, dann vielleicht Herz oder Lunge? Und was ist mit der Leber?

Der menschliche Organismus funktioniert nur durch das Zusammenspiel vieler Organe. Mit einem Gewicht von 1,2 bis 1,7 Kilogramm ist die Leber die größte Drüse des menschlichen Körpers und das zentrale Organ zur Erhaltung der Gesundheit. Ihre vielseitigen Aufgaben machen sie zu einer regelrechten Stoffwechsel- und Entgiftungsfabrik. Sie befindet sich in unserer rechten Körperhälfte unter dem Zwerchfell und wird gut vom Rippenbogen geschützt. Dort ist sie so gut versteckt, dass wir sie von außen nicht ertasten können.

Ohne die Leber läuft gar nichts!

Die Leber führt ungefähr 500 verschiedene Funktionen in unserem Körper aus. Sie filtert unglaubliche 1,5 Liter Blut pro Minute – das entspricht einem Viertelliter alle zehn Sekunden! Sie reinigt, schützt, speichert und produziert laufend für uns lebenswichtige Stoffe. Aus den Abbauprodukten von Fett und alten roten Blutzellen stellt sie Galle und Cholesterin her.

Aber sie ist auch unsere »Müllverbrennungsanlage«, in der der gesamte Abfall unseres Körpers verbrannt und damit Wärme erzeugt wird. Dies reguliert wiederum unsere Körpertemperatur. Wenn nötig, funktioniert unsere Leber auch als Gefäßschwamm und saugt überschüssiges Blut auf, um eine Überlastung des Herzens zu verhindern. Und das war erst der Anfang – die Leber hat noch so viel mehr zu bieten!

Keine Galle – keine Verdauung!

Die Gallenproduktion stellt die wahrscheinlich bekannteste Aufgabe der Leber dar. Gallenflüssigkeit (Gallensäure) spielt eine entscheidende Rolle in unserer Verdauung. Haben wir zu wenig Galle, stehen uns wichtige Enzyme nicht mehr ausreichend zur Verfügung und es kommt zu Fehlverdau-

ungsprozessen. Dies wiederum löst eine wahre Kettenreaktion an Funktionsstörungen in unserem gesamten Stoffwechsel aus.

Unsere Leber produziert etwa einen Liter Gallenflüssigkeit pro Tag – vorausgesetzt, sie ist fit. Bei vielen Menschen sind die Gallenwege in der Leber zum Teil schon verlegt und die Gallenproduktion bereits eingeschränkt.

Gespeichert wird die Galle in der Gallenblase. Diese dient rein als Reservoir, damit bei akutem Bedarf auch genug davon zur Verfügung steht – wie etwa beim Verzehr einer doppelten Portion Schlagsahne oder dem zweiten Stück Geburtstagstorte. Nochmals zum Verständnis: Die Galle wird ausschließlich in der Leber produziert und in der Gallenblase nur zwischengespeichert. Deshalb wird die Gallenblase auch schnell einmal operativ entfernt, wenn sie sich entzündet, da wir ja prinzipiell auch ohne sie auskommen können.

Frische Galle ist hellgelb und dünnflüssig, sodass sie sich leicht durch die vielen kleinen Gallengänge in der Leber bewegen kann. Ist der Gallenfluss gehemmt, kommt es zu Stauungen. Die Gallenflüssigkeit beginnt immer mehr einzudicken und durch die steigende Konzentration an Gallenfarbstoff wird sie allmählich dunkler. So entsteht letztendlich diese schwerfällige, zähflüssige Konsistenz, die schon von der Antike bis ins Mittelalter als »Schwarzgalle« bekannt und benannt war und die Voraussetzung für die Bildung von Gallensteinen ist.

Cholesterin – Freund oder Feind?

Eine der wichtigsten Funktionen der Leber ist es, ein gesundes Gleichgewicht von Fetten im Körper aufrechtzuerhalten: So laufen etwa 90 % des Auf- und Abbaus von Cholesterin über die Leber.

Cholesterin ist ein äußerst wichtiges Fett, das unser Körper für vieles benötigt. Es ist praktisch an allen wesentlichen Funktionen unseres Stoffwechsels beteiligt. Es baut die Zellmembranen bei der Neubildung von Körperzellen auf, ist aber beispielsweise auch für die Produktion wichtiger Hormone oder die Bildung von Vitamin D unentbehrlich. Selbst die Gallensäure ist ein Cholesterinabbauprodukt.

Zum Feind wird das Cholesterin erst dann, wenn es sich krankhaft anhäuft, weil die Leber mit dem Abbau nicht mehr nachkommt. Dies wirkt sich dann entsprechend negativ auf unseren Organismus aus.

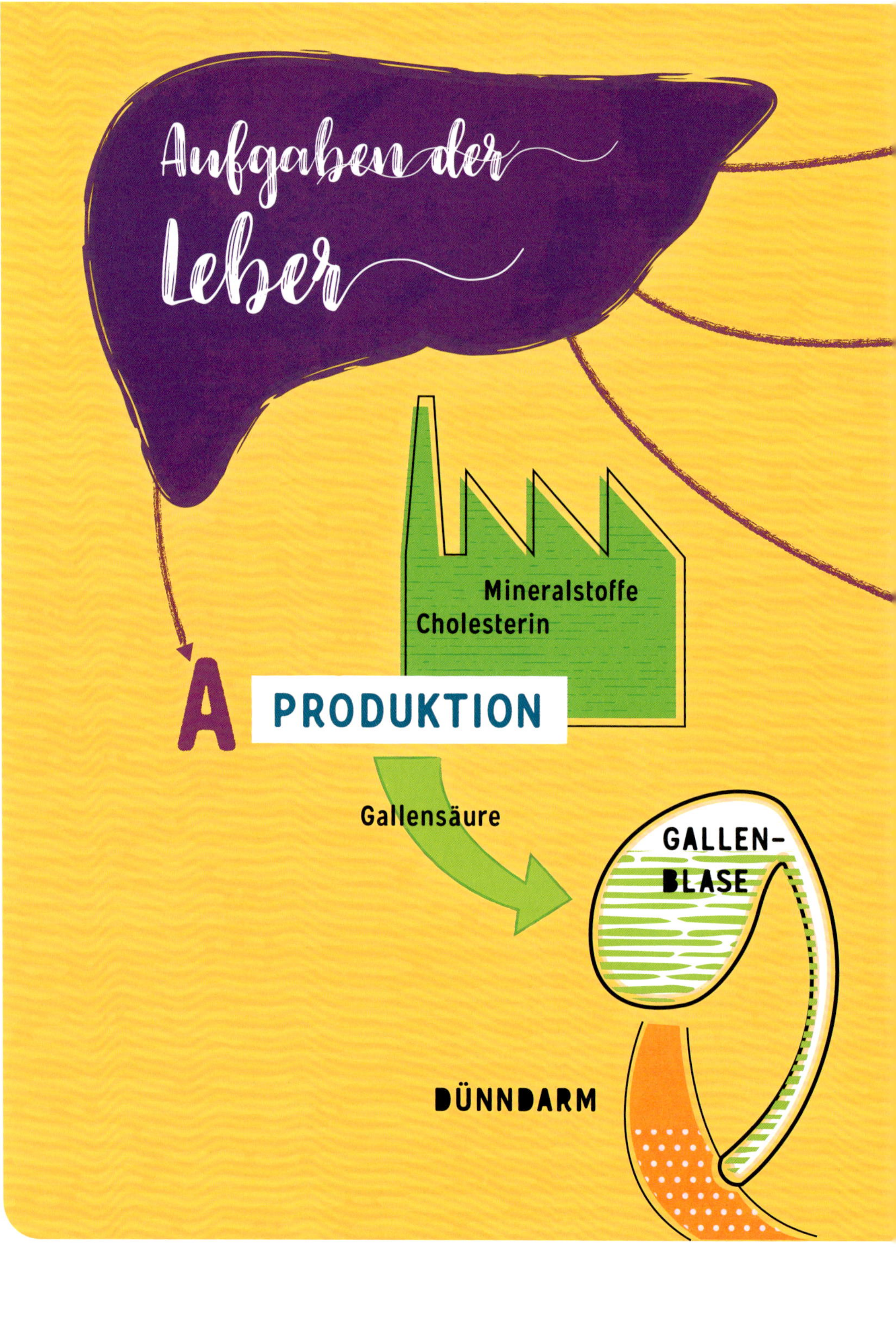
Aufgaben der Leber
Mineralstoffe
Cholesterin
A PRODUKTION
Gallensäure
GALLEN-
BLASE
DÜNNDARM

D HORMONZENTRALE

Produziert Hormone (Schilddrüsenhormone, Vitamin D, Adrenalin, Cortisol, Östrogen, Testosteron) und hält die Konzentration stabil.

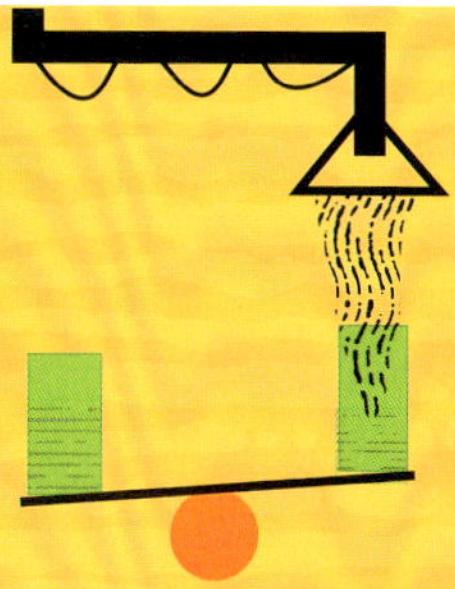

C ABBAU UND MÜLLENTSORGUNG

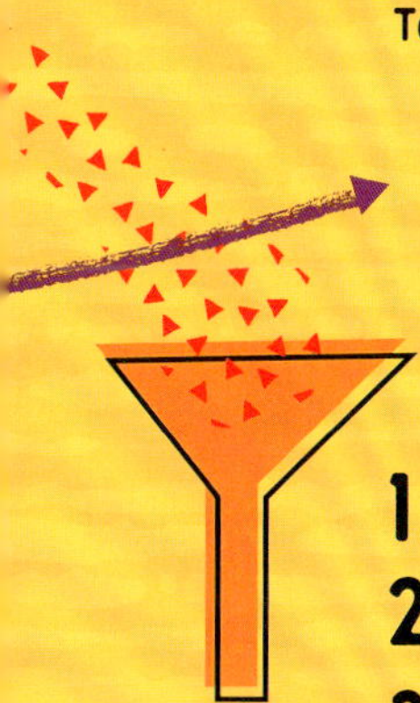

1. Reinigungsfilter für Giftstoffe aus dem Blut.
2. Cholesterin wird zerlegt und umgebaut.
3. Alte, verbrauchte, überschüssige Hormone und Enzyme werden zerlegt und abgebaut.

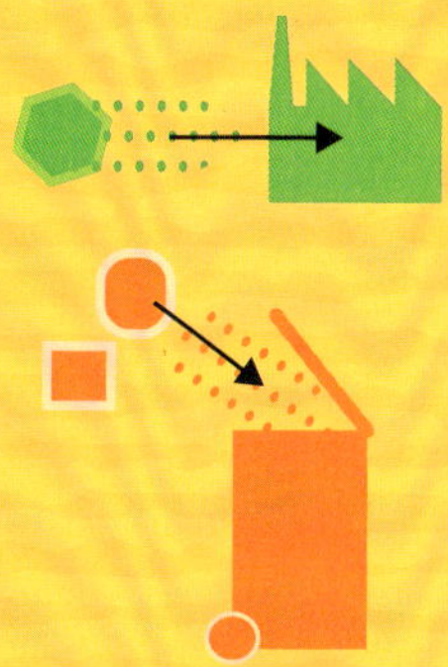

B AUFNAHME, SPEICHERUNG UND UMBAU

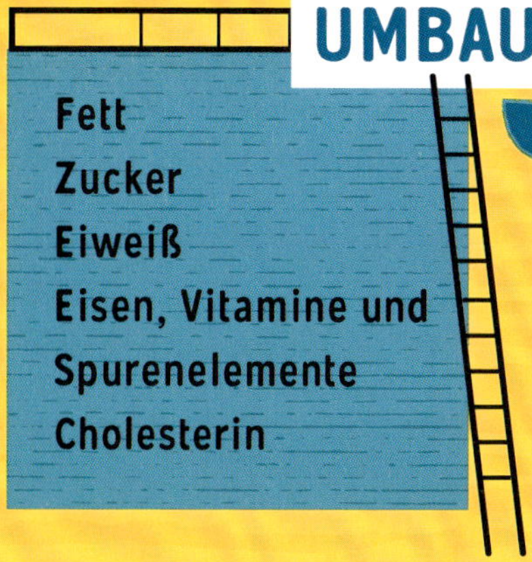

Fett:
wird verbrannt, um Energie zu gewinnen.

Zucker:
speichert Glykogen und bewahrt uns vor Unterzuckerung.

Enzyme:
Über 1000 Enzyme werden hergestellt, die im ganzen Körper wirken.

Aminosäuren:
Aminosäuren, die für den Körper essenziellen Eiweißbausteine, werden produziert.

Cholesterin in der Ernährung

Kaum ein anderer Nahrungsstoff hat ein so schlechtes Image wie Cholesterin. Dabei ist es zu Unrecht in Verruf geraten. Diesen fälschlicherweise angenommenen Einfluss auf unsere Blutfettwerte hat es gar nicht. Den Großteil des benötigten Cholesterins baut sich unser Körper nämlich selbst. Es ist die Leber, die den allergrößten Teil dieser Produktion übernimmt. Spielt dann das Cholesterin in der Nahrung überhaupt eine so entscheidende Rolle?

Eigentlich nein. Entgegen der allgemeinen Meinung, dass der Verzehr von cholesterinreichen Nahrungsmitteln den Blutcholesterinwert erhöht, wissen wir heute, dass unsere Ernährung gar nicht so großen Einfluss darauf hat. Denn essen wir wenig Cholesterin, bildet der Körper selbst mehr. Enthält die Nahrung jedoch bereits viel davon, wird die eigene Produktion zurückgefahren. Das alles aber wieder nur vorausgesetzt, dass unsere Leber fit ist. So gesehen weisen zu hohe Cholesterinwerte im Blut definitiv auch auf eine träge Leber hin.

Cholesterin zur Reparatur

Cholesterin ist auch ein wesentlicher Reparaturbaustein unserer Zellwände. Bei Gefäßschädigungen eilt es zum Beispiel an jede Stelle unseres Körpers, wo Verletzungen und Risse geflickt werden müssen, und verhindert so, dass wir durch offene Stellen in unseren Blutgefäßen Blut verlieren.

Lange Zeit galt Cholesterin als der Sündenbock für die Arteriosklerose – also der krankhaften Verengung von Blutgefäßen in unserem Körper. Heute wissen wir, dass das Cholesterin selbst nicht dessen Ursache ist, sondern Teil einer körpereigenen Korrekturmaßnahme. So kann etwa eine chronische Übersäuerung im Körper entzündliche Prozesse an den Gefäßwänden hervorrufen und diese drohen undicht zu werden. Um das Problem einzudämmen, kittet der Körper die Gefäße, indem er Cholesterin an diese Problemzonen schickt.

Hormonzentrale Leber

Unsere Leber ist nicht nur an der Produktion wichtiger Hormone entscheidend beteiligt, sie hält auch deren Konzentration im Körper stabil. Diese Funktion ist in ihrer Wichtigkeit nicht zu unterschätzen, erhöhte Hormonkonzentrationen sind sehr ernst zu nehmende Zustände. Dazu kann es zum Beispiel kommen, wenn Gallen- oder Lebersteine die Kreislaufsysteme in der Leber behindern und dadurch die Funktionsabläufe stören.

Stresshormone So kann ein unausgewogener Spiegel der Stresshormone Adrenalin und Cortisol zu starker Nervosität, Unruhe und Schlafstörungen führen. Darüber hinaus fördert ein Übermaß dieser Hormone ungesunde Fetteinlagerungen im Körper und steigert zudem das Herzinfarktrisiko.

Blutdruck Unsere Leberzellen bilden auch die wichtige Hormonvorstufe Angiotensinogen. Diese ist unmittelbar an der Regulation von Blutdruck und Flüssigkeitshaushalt im Körper beteiligt.

Vitamin D Auch für die Produktion von Vitamin D ist die Leber maßgeblich beteiligt. Dieses ist eigentlich kein Vitamin, sondern ebenfalls ein Hormon. Es nimmt nicht nur maßgeblichen Einfluss auf unseren Mineralstoffhaushalt, sondern auch auf Immunkraft, Kreislaufsystem und vieles mehr. In der Leber beginnt dabei erst seine Umwandlung in die aktive, im Körper wirksame Form.

Östrogen Ein gestörter Abbau des weiblichen Sexualhormons Östrogen kann zu einer übermäßigen Ansammlung dieses Hormons im Körper führen. Wenn Östrogene über längere Zeit nicht in ausreichendem Maße abgebaut werden können, erhöht dies unter anderem das Risiko, an Brustkrebs zu erkranken. Darüber hinaus sorgt es auch für unerwünschte Gewichtszunahmen an Hüften, Gesäß und Oberschenkeln – ein starker Leidensdruck für viele Frauen!

Schilddrüsenhormone Wie aktiv sind Ihre Schilddrüsenhormone? In unserem Körper gibt es generell zwei Schilddrüsenhormone: T3 und T4. Die eigentliche aktive Form ist das T3, während dem T4 die Funktion eines Depots zukommt. Erst wenn Ihr Organismus ausreichend T4 in T3 umwandeln kann, fühlen Sie sich gut. Erfolgt keine solche Umwandlung, fühlen Sie sich krank und leiden an einer Unterfunktion.

Was hier nicht übersehen werden soll, ist der Zusammenhang zwischen Leber und Schilddrüse. Denn die Schilddrüse selbst produziert lediglich ein Fünftel des im Blut zirkulierenden Schilddrüsenhormons T3. Es ist wieder einmal die Leber, die den Großteil des Schilddrüsenhormons T4 in die aktive Form T3 umwandelt. Mit einer funktionierenden Leber können Sie diesen Umwandlungsprozess unterstützen.

Diese Beispiele sollen verdeutlichen, dass Sie durch die Verbesserung Ihrer Leberfunktion auch Ihr hormonelles Ungleichgewicht günstig beeinflussen können.

Es ist die Leber, die uns nährt

Unsere Leber verstoffwechselt die unterschiedlichsten Nährstoffe wie Zucker, Fett, Eiweiß, Vitamine und Mineralstoffe. Sie können die Leber auch als chemische Fabrik sehen, in der über 1000 Enzyme, die praktisch für alle Körperaktivitäten verantwortlich sind, hergestellt werden.

Und auch der Zuckerstoffwechsel hat seine Zentrale in der Leber. Sie ist in der Lage, unseren Blutzuckerspiegel unabhängig von der Nahrungszufuhr 24 Stunden am Tag konstant zu halten: Im Blut gelöste Kohlenhydrate (Zucker) speichert sie als Glykogen. Unserem Organismus steht dadurch jederzeit ein Energiespeicher zur Verfügung, auf den er bei Bedarf zurückgreifen kann.

Außerdem erzeugt unsere Leber Aminosäuren – jene essenziellen Eiweißbausteine, aus denen auch Enzyme, Plasmaproteine und auch verschiedene Hormone gebildet werden. Die Leber verarbeitet also im Grunde alles, was für das Funktionieren unseres Organismus wirklich wichtig ist.

Körpereigene Müllentsorgung

Als zentrales Abbauorgan und wichtigster Reinigungsfilter ist unsere Leber der Saubermacher schlechthin. Die Körperentgiftung wird allgemein eher mit den Nieren assoziiert. Aber so gut wie alle vom Körper aufgenommenen Problem- und Fremdstoffe, wie zum Beispiel Alkohol, Medikamente oder Umweltgifte, werden über das Blut zuerst in die Leber transportiert und dort um- und abgebaut. Das bedeutet, die Leber macht sie zuerst unschädlich und dann bereit für den Abtransport über Nieren und Darm. Auf diese Weise entsorgt die Leber auch überalterte Zellen, wie zum Beispiel alte rote Blutkörperchen, und befreit uns sogar vom hochtoxischen Stoffwechselprodukt Ammoniak, das sie in ungiftigen Harnstoff umwandelt und zur Ausscheidung freigibt.

Auch hier wird an den Sorgen und Problemen der beiden Freundinnen deutlich, auf wie viele unterschiedliche Lebensbereiche sich der Zustand unserer Leber tatsächlich auswirken kann. Anfangs sind unseren Helden nur kleine Veränderungen aufgefallen, doch wie eine langsam anrollende Lawine, die immer größere Ausmaße annimmt, beeinflussen emotionale und körperliche Probleme inzwischen nahezu den gesamten Lebensalltag. Und auch an Johannes' Geschichte kann man sehen, welch zentrale Rolle unsere Leber spielt und wie unmittelbar die Leberfunktion viele andere Vorgänge in unserem Körper beeinflusst. Aber warum muss die Leber in der heutigen Zeit härter arbeiten als früher – oder wie kommt es, dass unsere Körper plötzlich nicht mehr so ohne Weiteres »funktionieren«?

Unsere Helden

Johannes rutscht von einer unangenehmen Situation in die andere

» *Er ist ratlos, wie er seiner Verdauungsprobleme Herr werden soll. Gegen die ständige Müdigkeit trinkt er ziemlich viel Kaffee, wie sollte er sonst seine langen Arbeitstage bewältigen? Er muss ja schließlich seine Leistung erbringen und fit sein, wenn es drauf ankommt! Immer wieder greift er auch zu Schmerztabletten, wenn ihn das Knie allzu sehr quält – das kann er jetzt nicht auch noch wegstecken.*

Außerdem hängt immer noch der Haussegen schief. Er kann Charlotte in letzter Zeit schwer etwas recht machen. Die Situation seiner Firma hat sich mittlerweile stabilisiert, aber er kommt trotzdem lieber später nach Hause – oft erst, wenn seine Frau schon schläft. So kann er anstrengenden Diskussionen aus dem Weg gehen und nebenbei erledigt er in der abendlichen Stille im Büro noch einiges an liegengebliebener Arbeit.

Charlotte wirkt in letzter Zeit ziemlich erschöpft und irgendwie traurig-launisch – gar nicht mehr so fröhlich und aktiv, wie Johannes seine Gattin kennt. Vielleicht tut ihnen beiden mal ein wenig Abstand ganz gut. Er gönnt ihr auch die Ruhe, da er weiß, dass Charlotte jetzt wieder öfter unter Migräneattacken leidet. Aber dass sie ihn jetzt sogar einmal verdächtigt hat fremdzugehen, ist ja wirklich vollkommen absurd! Was ist nur mit ihr los?

Die Schlaftabletten hat er sich mittlerweile schon besorgt, nur – irgendwie hat er sich mehr davon versprochen. Er glaubte, wenn er nur wieder besser schlafen könnte, dann würde er sein altes Leben wieder zurückbekommen. Erst jetzt erkennt er die Naivität in diesem Denken. Denn er schläft jetzt zwar, ist am Morgen aber weiter müde und kommt schwer aus dem Bett.

Anna soll Cholesterinsenker und Blutdrucksenker einnehmen

›› *Eine Vorsorgeuntersuchung hat bei Anna erhöhte Cholesterinwerte gezeigt. Auch ihr Blutdruck ist zu hoch. Wo kommt das denn alles so plötzlich her? Natürlich hat sie in den letzten Jahren nicht so sehr auf ihre Ernährung geachtet, da hatten andere Dinge einfach Priorität.*

Nach ihrem neuerlichen Besuch beim Arzt ist sie immer noch schockiert. Die Laborwerte zeigen ihr schwarz auf weiß, dass bei ihr einiges aus dem Ruder gelaufen ist. Der Hausarzt war nicht sonderlich überrascht und hat ihr gleich einmal zwei Medikamente zur Dauereinnahme verordnet. Bei der Vorstellung, von jetzt an vielleicht bis an ihr Lebensende Medikamente nehmen zu müssen, wurde ihr richtig mulmig zumute. Deswegen hat sie den Arzt gefragt, ob das denn unbedingt sein müsse. Ja, auf jeden Fall sei das bereits nötig, meinte der. Er ließ nicht mit sich verhandeln – das Risiko sei viel zu hoch, sie wolle doch schließlich nicht in ein paar Jahren auf der Intensivstation landen.

Trotzdem zögert Anna noch. Dafür fühlt sie sich einfach noch zu jung. Es muss doch eine Möglichkeit geben, das Problem an der Wurzel zu packen! Etwas, das wirklich Ergebnisse bringt und auch nachhaltig hilft. Auf jeden Fall ist sie fest entschlossen, eine Lösung zu finden, denn so kann es einfach nicht weitergehen.

Charlotte ist deprimiert

›› *Vor einigen Tagen hat sie Anna regelrecht das Herz ausgeschüttet. Johannes distanziere sich mehr und mehr von ihr, meinte sie. Sie habe Angst, ihre Ehe werde sprichwörtlich den Bach runtergehen. Eigentlich wisse sie nicht, woran es im Grunde liege, wo sie das Problem anpacken könne. Vielleicht sei sie einfach nicht mehr attraktiv genug für ihren Mann? So deprimiert hat Anna ihre Freundin noch nie erlebt.* ‹‹

Warum wir eine Leberreinigung brauchen

Haben Sie sich auch schon einmal gefragt, warum es heute viele sogenannte Zivilisationskrankheiten gibt, die früher gar nicht existiert haben?

Dabei sind doch unsere heutigen medizinischen Möglichkeiten wirklich eindrucksvoll. Aber Übergewicht, Unverträglichkeiten, Verdauungsprobleme – so vieles, was wir essen, scheint uns auf einmal gar nicht mehr zu bekommen. Fast jeder schon hat in dieser Hinsicht Probleme. Das hat es doch früher nicht so gegeben … unsere Großeltern konnten scheinbar essen, was sie wollten, ohne Schaden zu nehmen. Und jetzt soll plötzlich alles ganz anders sein? Oder bilden sich die Menschen heutzutage ihre Beschwerden nur ein?

Ernähren wir uns eigentlich noch »artgerecht«?

So manches von dem, was wir uns mit unserer Ernährung täglich zuführen, kennt unser Körper gar nicht. Er ist nicht dafür geschaffen, damit umzugehen.

Werfen wir doch einmal einen Blick darauf, wie »alt« unser Körper eigentlich schon ist: Der Homo sapiens, also das Körpermodell, das wir alle benutzen, ist nach derzeitigem Stand der Wissenschaft etwa 300 000 Jahre alt. Ja, so lange gibt es uns in dieser Form schon! In dieser Zeit hat es evolutionsmäßig gesehen kein nennenswertes Update mehr gegeben. Unser menschlicher Körper ist immer noch genau wie damals.

Was sich aber sehr wohl verändert hat, ist unser Lebensstil – und damit verbunden auch die Art und Weise, wie wir unseren Körper ernähren. Wer bereitet heute noch alle Mahlzeiten selbst zu, ohne auf vorgefertigte Produkte zurückzugreifen? Die meisten Lebensmittel sind zu stark verarbeiteten, denaturierten, also »unnatürlichen« Nahrungsmitteln verändert worden. Viele enthalten im Labor und in Fabriken hergestellte Substanzen: Konservierungsstoffe, Farbstoffe, Geschmacksverstärker, Emulgatoren, Stabilisatoren … Unser Körper – und damit auch unser Entgiftungsorgan Leber – hat aber kein Programm, mit diesen Fremdstoffen umzugehen.

Was die Umweltbelastung mit unserer Leber zu tun hat

Selbst unser Obst und Gemüse ist in der Regel mit Chemikalien wie Insektiziden, Fungiziden oder künstlichen Düngemitteln belastet. Denn wie wir ja mittlerweile wissen, gibt es unter uns wirklich niemanden mehr, der kein Glyphosat und keine Schwermetalle in seinem Körper hat. Dazu kommen dann noch Hormon- und Antibiotikarückstände in tierischen Produkten und das große Thema Mikroplastik aus Lebensmittelverpackungen und Kosmetikprodukten.

Auch die Luftqualität ist durch Feinstaub, Lösungsmittel und Abgase beeinträchtigt und unsere Gewässer sind ebenso schwer belastet. Auch mit diesen Toxinen muss letztlich unsere Leber irgendwie fertigwerden.

Nun stellen Sie sich vielleicht einfach einmal Folgendes vor: Die Menschheit hätte es tatsächlich geschafft, die Barriere von Zeit und Raum zu überwinden und eine Zeitmaschine erfunden. Wir könnten damit Menschen aus vergangener Zeit in unsere Gegenwart holen. Was denken Sie: Wie würde es einer Person von vor 300 Jahren, die ja im Prinzip den gleichen Körper hat wie wir, heute bei uns ergehen? Wie würde sie mit unseren heutigen Lebensbedingungen klarkommen? Wie würde deren Leber wohl reagieren?

Wenn Sie dieses kleine Gedankenexperiment gemacht haben, sind Sie vermutlich auch zu dem Schluss gekommen, dass unserer Leber heutzutage Höchstleistungen abverlangt werden.

Wir sind alle Leistungssportler

Der Stress, dem wir unsere Körper heutzutage aussetzen, ist durchaus zu vergleichen mit dem eines Leistungssportlers. Die meisten von uns sind es gewohnt, ständig auf Hochtouren zu laufen: Beruf, Familie und der allgegenwärtige Termindruck, ohne den selbst die Freizeitgestaltung nicht mehr zu funktionieren scheint, verlangen uns alles ab. Wirkliche Auszeiten zum Regenerieren und Atemholen fehlen oft.

Für unsere Zellen selbst macht es keinen Unterschied, woher die Belastung kommt. Jeder dauerhafte Stress führt zu oxidativer Belastung und zu einem Ungleichgewicht im Säure-Basen-Haushalt, zur sogenannten Übersäuerung. Ja, wir werden im wahrsten Sinn des Wortes sauer, oft auch was unsere Gemütslage betrifft. Unser Organismus muss dann sämtliche Regulationsmechanismen in Bewegung setzen, um weiter gut zu funktionieren. Auch unsere Leber gleicht vieles durch erhöhte Arbeitsleistung aus.

Wann hatte Ihre Leber den letzten Service?

Geht diese Beanspruchung lange Zeit über das Normalmaß hinaus, dann reichen irgendwann die Selbstreinigungsmechanismen allein nicht mehr aus. Ist unser wichtigster Stoffwechselfilter verstopft, kommt buchstäblich »Sand ins Getriebe« unseres Organismus. Dies führt mit der Zeit zu einer unerfreulichen Abwärtsspirale, verbunden mit dem unangenehmen Gefühl, dass alles irgendwie immer schlechter wird. Doch wir wissen heute auch, dass kaum ein Organ eine solch hohe Regenerationsfähigkeit besitzt wie die Leber. Das bedeutet: Einer angeschlagenen Leber kann durchaus geholfen werden!

Unsere Helden

Johannes steht der Leberreinigung noch skeptisch gegenüber

» *Johannes stürzt sich in die Arbeit und lässt sich immer weniger zuhause sehen. Inzwischen endet fast jeder gemeinsame Abend mit seiner Frau in anstrengenden Diskussionen. Allerdings muss er insgeheim zugeben, dass sie mit dem einen oder anderen Punkt ja auch recht hat.*

Der Leidensdruck steigt, denn auch in der Firma und bei Geschäftsterminen fühlt sich Johannes immer unwohler. Die Blähungen werden nicht weniger, ganz im Gegenteil. Obwohl er auch auswärts schon beim Essen zurücksteckt, hat er immer öfter das Gefühl, gar nichts mehr so richtig zu vertragen. Er vermisst das Gefühl, voll in seiner Kraft zu stehen. Vor Kurzem doch noch war ihm keine Herausforderung zu groß gewesen …

Auf einer Tagung kommt er in der Mittagspause mit einem der Teilnehmer ins Gespräch. Die Chemie zwischen den beiden stimmt auf Anhieb und so kommen sie auch auf das Thema Gesundheit zu sprechen. Der andere erzählt ihm davon, dass er vor zwei Jahren zum ersten Mal eine »Leberreinigung« durchgeführt hat und sich für ihn seitdem vieles zum Besseren gewendet hat. Dadurch hat er plötzlich erkannt, wie viel Einfluss man selbst auf sein Wohlbefinden nehmen kann. Das hat ihn erst richtig motiviert, dranzubleiben.

Noch ist Johannes zwar skeptisch, aber andererseits auch schwer beeindruckt von dem Mann. Dieser hat ihm auch sein Alter verraten. Er ist ein paar Jahre älter als Johannes –doch davon ist ihm wirklich nichts anzumerken. Der Mann wirkt vital, strotzt nur so vor Energie – und so, wie er gerade sein Dessert genießt, wirkt er ganz und gar nicht wie ein Asket, der sich nichts gönnt. Ob diese Leberreinigung tatsächlich so viel bringt?

Anna will die Online-Leberreinigung nutzen

» *Anna hat inzwischen schon einige Ratgeber gelesen und sich dabei auch wieder mehr mit gesunder Ernährung beschäftigt. Doch das allein löst ihre Probleme leider auch nicht. Der Blutdruck bleibt erhöht – und die Stimmung gereizt. Aber sie ist eine disziplinierte, entschlossene Frau, die nicht so leicht aufgibt. So bleibt sie dran, hält Augen und Ohren offen. Ihr fällt auf, dass sich viele Menschen in ihrem Umfeld damit beschäftigen, auch selbst wieder mehr Verantwortung für die eigene Gesundheit zu übernehmen.*

Im Internet stößt Anna dann auf das Angebot der Wunderleicht-Leberreinigung. Unter medizinisch-fachkundiger Anleitung gibt es dort die Möglichkeit, eine Leberkur durchzuführen und sich neben der genauen Unterweisung regelmäßig ergänzende Informationen in Form von Videos anzusehen. Interessiert verfolgt sie die umfassenden Informationen, die sie schon im Vorfeld bekommt, und findet sich absolut in den beschriebenen Symptomen wieder. Lange muss sie nicht nachdenken, denn was sie erfährt, ist überzeugend. Und so meldet sie sich kurzerhand zum Wunderleicht-Leberreinigungscoaching an. «

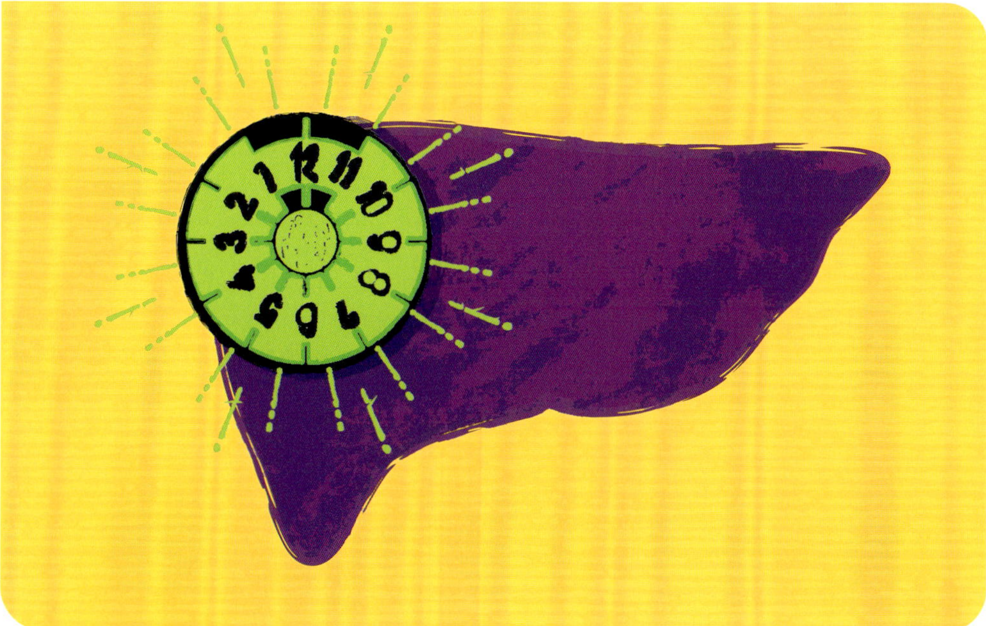

Wie wird die Leber gereinigt?

Leberprobleme sind vermutlich so alt wie die Menschheit. Auch Leberkuren gibt es schon entsprechend lange. Ganz offensichtlich hat man schon vor sehr langer Zeit erkannt, wie wertvoll regelmäßige Leberpflege für unsere Gesundheit und unser Wohlbefinden ist. Verschiedene Methoden aus unterschiedlichen Kulturen sind seit Jahrtausenden überliefert.

Das entscheidende Element jeder Leberreinigung ist ein gezielter starker Impuls: Mittels Öl und Bitterstoffen wird der schubartige Ausstoß einer großen Menge an Gallensaft provoziert. Durch diesen Stressbetrieb wird Gallensäure schwallartig durch die Gallengänge der Leber befördert. Alles, was sich an Stoffen in den Gallengängen angesammelt und zurückgestaut hat, wird dabei mit ausgeschwemmt und schließlich über den Darm ausgeschieden.

Die Durchführung selbst ist im Grunde einfach. Dennoch hört man immer wieder von Komplikationen und Schwierigkeiten bei der Leberreinigung. Die Ursache dafür ist eine unzulängliche Vor- und Nachbereitung. Im Grunde entscheidet sich in den Tagen davor und danach, ob Ihre Leberreinigung zu einer angenehmen Erfahrung mit erfolgreichem Abschluss wird – oder eine Quälerei mit zweifelhaftem Erfolg.

Jede Leberreinigung ist eine Kraftanstrengung für den Organismus. Wir nötigen unsere Leber zu einem »großen Hausputz«. Und das ist kein Spaziergang, denn der Leber wird dabei volle Leistung abverlangt. Je besser sie darauf vorbereitet ist, desto leichter wird die Umsetzung und desto besser und nachhaltiger wird der Erfolg sein.

Warum die Säftelehre keineswegs überholt ist

Die Humoralpathologie ist die Lehre von den Körpersäften (latein. *humor* bedeutet so viel wie Feuchtigkeit, Körpersaft, Leibessaft). Sie wurde bereits in der Antike von Hippokrates begründet und besagt, dass die Elemente Feuer, Wasser, Luft und Erde im menschlichen Organismus ihre jeweilige Entsprechung haben. Diese müssen im Gleichgewicht bleiben, um die Gesundheit des Menschen zu erhalten. Grundlage der Humoralpathologie ist die sogenannte Vier-Säfte-Lehre. Mit den Säften Sanguis (Blut), Phlegma (Lymphe/Schleim), Chole (gelbe Galle) und Melanchole (Schwarzgalle) beschreibt sie nicht reale Körpersäfte, sondern energetische Wirkprinzipien, die sich in eben diesen Körperflüssigkeiten zeigen. In jedem Organismus sind alle Säfte vorhanden, jedoch unterschiedlich gewichtet.

Gesundheit besteht, wenn alle Säfte frei und rein fließen können und in Balance sind. Krankheit entsteht durch Verunreinigungen, abnorme Mischungen und Störungen, die das Fließen der Säfte behindern.

Ähnliche Ansätze finden wir in der Fünf-Elemente-Lehre der Traditionellen Chinesischen Medizin und auch im Ayurveda, der großen indischen Heilkunde. Die Konzepte der Humoralpathologie hielten sich bis ins 19. Jahrhundert, wo sie schließlich von einem neuen Zugang der Medizin, der Zellularpathologie, abgelöst wurden. Das Prinzip des Gleichgewichts der Säfte verlor dadurch in der westlichen Medizin stark an Bedeutung. Und vielleicht denken Sie ja auch, dass sich dieses Modell etwas »mittelalterlich« anhört und durch die modernen naturwissenschaftlichen Erkenntnisse über-

Zwei Pioniere der heutigen Leberreinigung

Dr. Hulda Clark (1928–2009), Biologin und Doktorin der Physiologie, hat im Grunde ihr ganzes Leben der Entgiftung und Reinigung des Körpers gewidmet. In ihrem Kompendium beschreibt sie u. a. auch ihre Version der Leberreinigung. Dabei beschränkt sie sich in ihrer Anleitung ausschließlich auf die zeitliche Durchführung der Leberreinigung selbst mittels Olivenöl und Grapefruitsaft. Ob und wie eine Vor- und Nachbereitung durchgeführt wird, bleibt hier jedem selbst überlassen.
Andreas Moritz (1954–2012) gelang es mit seinem Bestseller, dieses Thema weiter populär zu machen. Die Technik, die er vorschlägt, ist eine Modifikation von Clarks Herangehensweise. Er erkennt dabei die Notwendigkeit einer gezielten Vorbereitung und empfiehlt hierzu 1 Woche lang pflanzliche Kost und jeden Tag 1 Liter Apfelsaft, dessen Apfelsäure seiner Meinung nach die Leber- und Gallensteine im Körper aufzuweichen vermag. Darüber hinaus erkennt Moritz, wie wichtig der Darm für den Abtransport der Leberstoffe ist, und empfiehlt zusätzlich eine intensive Darmreinigung mittels Colon-Hydro-Therapie (= ärztlich durchgeführte Darmspülungen) vor und nach Durchführung der Leberreinigung.

flüssig geworden ist. Fakt ist aber, dass sich dieses uralte Wissen aus gutem Grund über die Jahrhunderte hinweg gehalten hat. Man vermutet, dass schon die Ärzte im alten Ägypten nach den Prinzipien der Säftelehre vorgegangen sind – sie kannten diese Zusammenhänge. Auch sie wussten, wie man bereits angesichts psychischer Beschwerden und Gemütsveränderungen therapeutisch eingreifen und das Gleichgewicht im Organismus wiederherstellen kann.

Und das, noch bevor diese sich in Form von körperlichen Symptomen manifestierten. Auch im alten China blieben die Ärzte reicher Familien nur so lange in Diensten, wie alle gesund waren – also im Gleichgewicht der Elemente, wie es auch dort bezeichnet wurde. Erkrankte jemand, wurde dies mit dem Scheitern des Arztes assoziiert. Und all das schon lange, bevor es so etwas wie »Leberwerte« aus dem Labor überhaupt gab.

Unsere Methode kombiniert altes und neues Wissen

All diese Prinzipien haben im Grunde immer noch Bestand und Gültigkeit. Sie finden sich auch heute noch klar ausgedrückt beispielsweise in der Traditionellen Europäischen Medizin mit ihren säfteausleitenden Therapiekonzepten wie Darmreinigung, Schröpfen, Aderlass, Schwitzkuren oder Heilfasten.

Bei der Leberreinigung trifft also der Osten auf den Westen: Wir verbinden die öligen Ausleitverfahren des Ayurveda mit den wässrigen der Traditionellen Europäischen Medizin.

Unser Wunderleicht-Leberreinigungsprogramm ist eine Weiterentwicklung der klassischen Leberreinigung. Dabei kombinieren wir unterschiedliche Methoden der Körperentgiftung, die sich zum Teil bereits seit

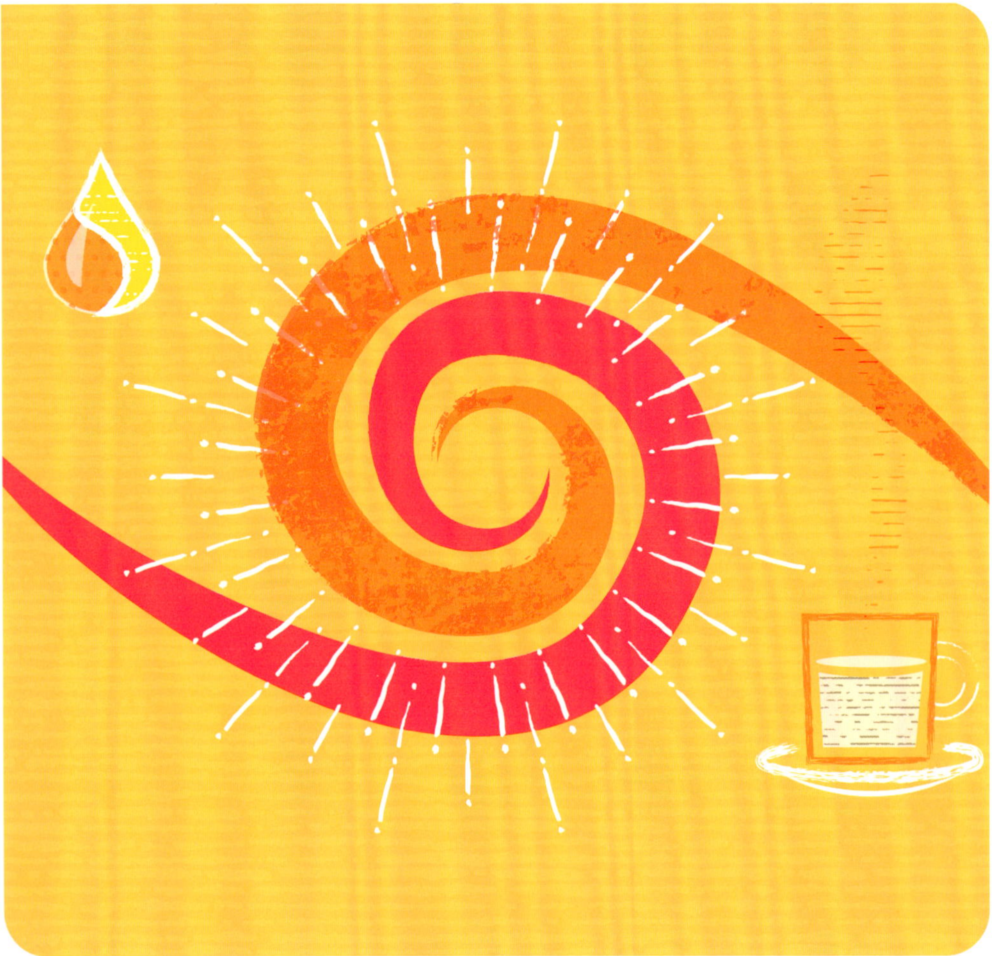

Tausenden von Jahren bewährt haben, und kombinieren diese mit den aktuellen wissenschaftlichen Erkenntnissen in den Bereichen Leberdetox, Heilfastentherapie und der Orthomolekularmedizin. Zielsetzung unserer Methode ist es, Ihnen zu ermöglichen, den größtmöglichen Nutzen aus der Leberreinigung zu ziehen und die Durchführung trotzdem leicht und angenehm zu gestalten.

Johannes

Seine Frau Charlotte rät ihm auch zur Leberreinigung

»*Johannes ist ganz überrascht, als Charlotte ihn ebenfalls auf das Thema Leberreinigung anspricht. Eigentlich war er schon wieder dabei gewesen, diese Idee fallenzulassen, denn so richtig konnte er sich das für sich persönlich dann doch nicht vorstellen. Außerdem müsste er sich dafür ja sicherlich ein paar Tage freinehmen – undenkbar in der momentanen Situation! Seine Firma hat doch gerade eben diesen vielversprechenden Auftrag an Land gezogen, und der Termindruck ist dementsprechend hoch.*

Anna habe ihr von der Leberreinigung erzählt, hat Charlotte gemeint. Da gebe es eine neue Methode, die vielversprechend klinge. Es würde Johannes bestimmt guttun, sich einmal intensiv mit seinem Körper zu befassen, und vielleicht würde diese Leberreinigung ja so einiges wieder in die richtige Richtung bewegen, so Charlottes Auffassung. Johannes kommt nicht umhin, ihr prinzipiell recht zu geben. Und wenn er an seinen Geschäftspartner zurückdenkt, der anscheinend dank regelmäßiger Leberkuren vor Energie nur so strotzt, imponiert ihm das schon sehr …

Spontan schlägt er Charlotte vor, die Kur doch gleich zu zweit durchzuführen – insgeheim wittert er dabei auch eine gute Gelegenheit, sich durch das gemeinsame Unterfangen vielleicht doch wieder näherzukommen. Doch sie lehnt ab. Das solle er nur einmal allein durchziehen, meint sie. Obwohl das Johannes' Motivation gleich wieder einen Dämpfer verpasst, versteht er, was sie sagen will. Aber der Gedanke, dass eine Leberreinigung womöglich tatsächlich einige seiner Probleme lösen könnte, geht ihm nicht mehr aus dem Kopf. Als er schließlich in der Auslage einer Buchhandlung zufällig einen Ratgeber zur Wunderleicht-Leberreinigung entdeckt, greift er spontan zu. All das bis jetzt Erfahrene hat ihn doch neugierig gemacht … «

20 gute Gründe, jetzt eine Leberreinigung durchzuführen

Mit der Leberreinigung geben wir unserem Organismus einen kräftigen Impuls in Richtung Gesundheit. Richtig durchgeführt, können wir damit eine ganze Lawine an positiven Effekten anstoßen.

Die medizinischen Erkenntnisse der letzten Jahre haben gezeigt, dass Leberschäden lange Zeit reversibel bleiben, also wieder rückgängig gemacht werden können. Dies betrifft erfreulicherweise sogar die Fettleber. Also, auch wenn Ihre Beschwerden bereits deutlich sein sollten, bedeutet das nur, dass Ihre Gesundheit umso mehr von der Leberreinigung profitieren kann.

Der Energielevel steigt

Toxine im Körper machen müde und schlapp. Kann die Leber ihre Entgiftungsfunktion besser erfüllen, kehrt auch die Vitalität zurück.

Der Schlaf wird besser

Erinnern Sie sich an die Zeiten, als Sie noch problemlos durchschlafen konnten? So kann es sich wieder anfühlen, wenn die Leber Sie nicht mehr mitten in der Nacht weckt.

Die Verdauung fällt leichter

Die Verdauungssäfte fließen wieder besser und tun ihre Wirkung. Dies führt zu weniger Blähungen und Völlegefühl. Der Bauch darf wieder flacher werden.

Hämorrhoiden werden entlastet

Der Blutstau an der Pfortader lässt nach und der Druck in den Venen reduziert sich. Eine Rückbildung der unangenehmen Erweiterungen wird möglich.

Schmerzen werden weniger

Das Blut wird sauberer, entzündungsfördernde Stoffe werden beseitigt. Nehmen die Entzündungen ab, werden auch die Schmerzen weniger.

Kopfschmerz und Migräne

Wenn bis jetzt nichts bei Ihnen geholfen hat, dann geben Sie der Leberreinigung eine Chance!

Die Entgiftung wird besser möglich

Wird der Entgiftungsengpass der Leber behoben, kann sie Problem- und Fremdstoffe wieder besser aus dem Blut filtern.

Hautsymptome bessern sich

Auch bei Hautproblemen hat die Leberreinigung eine auffallend gute Wirkung. Wenn unsere Leber wieder besser arbeitet, braucht der Organismus sich keine anderen Ventile zu suchen, über die er seine Problemstoffe loswerden kann. Die positive Folge: weniger Hautirritationen, Juckreiz oder Verfärbungen.

Chance auf einen besseren Cholesterinwert
90 % des Auf- und Abbaus unseres Cholesterins passiert in der Leber. Ist diese mehr im Gleichgewicht, kann sich das positiv auf den Cholesterinspiegel auswirken.

Laborwerte im Lot
Setzt man an der Wurzel der Störung an, können einige Blutwerte auch ganz ohne Medikamente wieder in den grünen Bereich zurückkommen.

Leber- und Gallenablagerungen lösen sich
Der Ausscheidungsstau löst sich und die Galle kann wieder frei fließen. Der Neubildung von Steinen wird damit vorgebeugt.

Fettleber ist kein Schicksal
Werden die Stressfaktoren, die zu einer Verfettung der Leber geführt haben, vermindert, kann sich diese teilweise oder sogar ganz zurückbilden.

Hormone kommen in Balance
Die Leber ist eine wichtige Schnittstelle für die Hormonbereitstellung im Körper. Kommt sie wieder ins Gleichgewicht, tut dies unser Hormonhaushalt auch.

Wechseljahresbeschwerden werden gelindert
Wenn die reinigenden Monatsblutungen wegfallen, gewinnen alle anderen entgiftenden Prozesse im weiblichen Körper stärker an Bedeutung. Erfahrungsgemäß verlaufen klimakterische Beschwerden deutlich milder, wenn die Leber gut arbeitet.

Das Stressmanagement wird besser
Die Stresshormone Adrenalin, Noradrenalin und Cortisol werden in der Leber um- und abgebaut. Schafft sie das wieder besser, beugen Sie einer Erschöpfung Ihrer Nebennieren vor.

Entsäuerung findet statt
Die Leberreinigung befördert so allerhand Stoffe aus dem Körper – auch Säuren. Kann hier das natürliche Gleichgewicht wieder besser hergestellt werden, fühlen wir uns wieder geschmeidiger. Beschwerden wie Gicht oder Rheuma wird damit vorgebeugt.

Übergewicht wird günstig beeinflusst
Gewichtsabnahme kann auf mehreren Ebenen positiv beeinflusst werden: hormonell, über den Wasserhaushalt und in der Mobilisierung des Stoffwechsels. Alle drei Faktoren hängen von einer gut funktionierenden Leber ab.

Ödeme bessern sich
Eine gereinigte Leber produziert klare Lymphe, die gut und leicht durch den Körper fließt. Dies beugt staubedingten Wasseransammlungen vor.

Reizbarkeit und Dünnhäutigkeit legen sich
Wenn Stress und Druck auf die Leber einmal weg sind, kann sich auch die Gemütslage entspannen. Emotionen wie Ungeduld, Wut und Ärger beherrschen uns nicht länger.

Wir werden wieder mehr »wir selbst«
Neben Ablagerungen und Giftstoffen scheiden wir bei einer Leberreinigung auch vieles andere mit aus, das uns vielleicht »bitter« gemacht hat. Unterdrückte Gefühle, herunter geschluckter Ärger und Unmut – all das darf sich bei der körperlichen Reinigung mit lösen.

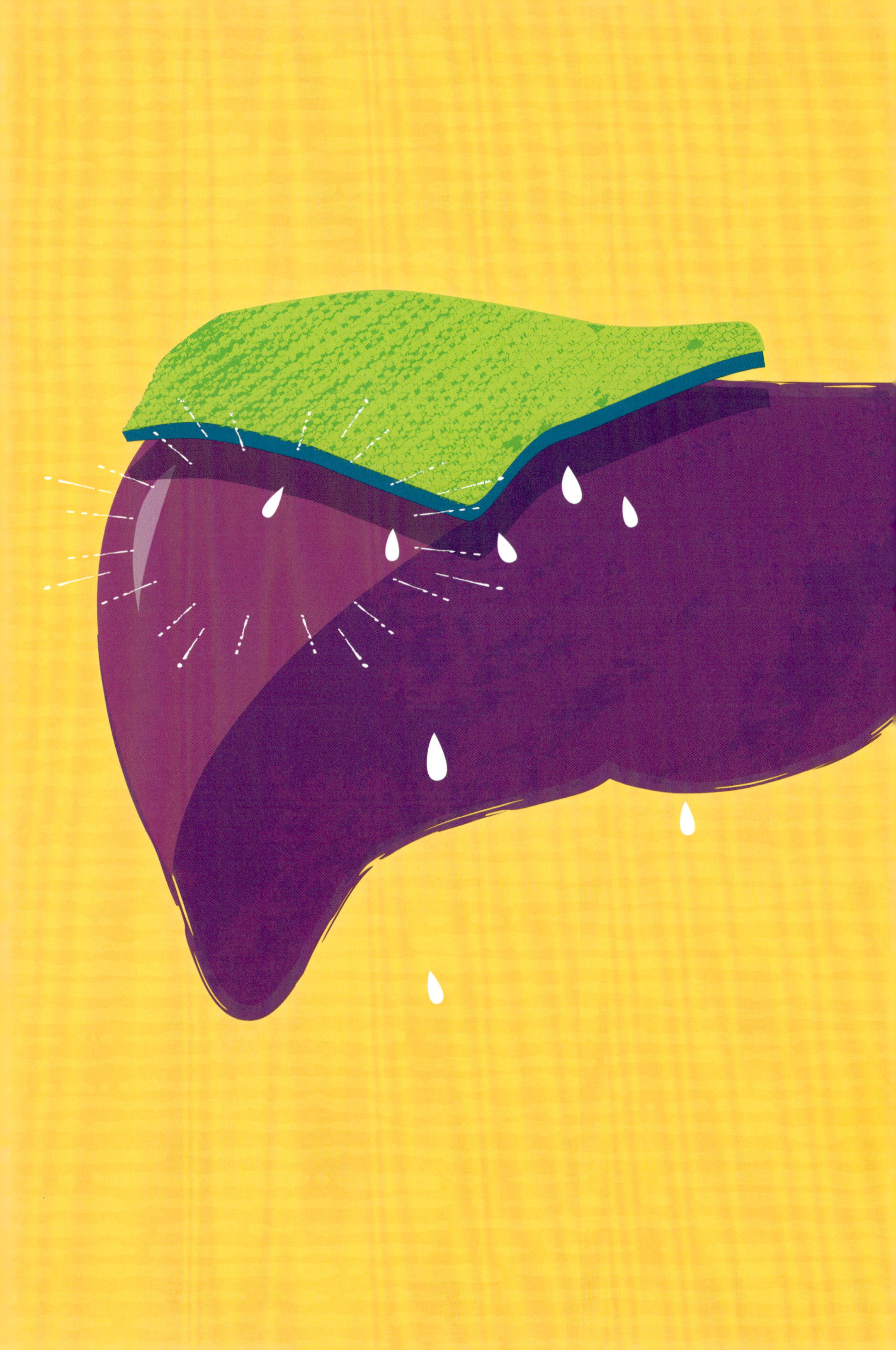

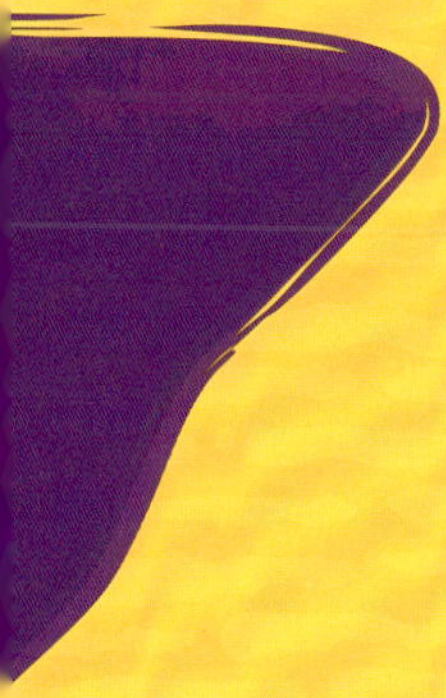

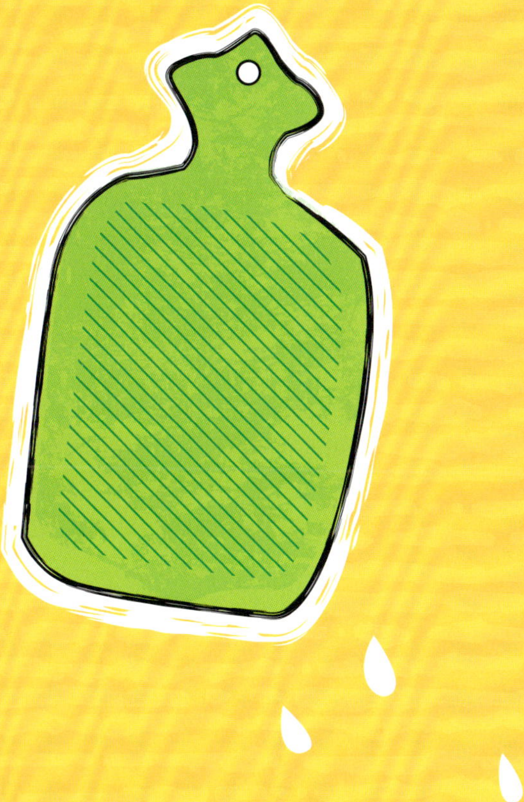

Die Wunderleicht-Leberreinigung

Hilfsmittel für die Leber

Die Leberreinigung ist eine starke, gesundheitsfördernde Maßnahme mit nachhaltiger Wirkung. Dieser mehrstündige Detox-Marathon ist aber auch eine Herausforderung für den Körper.

Mit den geeigneten Werkzeugen lässt sich jede Arbeit besser bewältigen. Durch den Leberreinigungsprozess begleiten Sie daher einige wichtige unterstützende Hilfsmittel. Diese lassen sich ganz unkompliziert besorgen – zum Teil haben Sie sie vielleicht sogar zuhause. Mit diesem Rüstzeug gehen Sie dann Schritt für Schritt die einzelnen Phasen unseres Programms durch. Eine komplette Einkaufsliste finden Sie im Serviceteil (Seite 154). Sämtliche Hilfsmittel sind unter anderem in unserem Onlineshop (Seite 159) erhältlich. Speziell für unser Leberreinigungsprogramm gibt es dort auch ein fertiges Komplettpaket, das alles beinhaltet, was Sie benötigen und mit dem Sie sofort losstarten können.

Ganz gleich, wie Sie dieses Programm absolvieren: als intensiv begleitete Kur bei uns in der Praxis Wunder, mithilfe des Buches, das Sie hier in Händen halten, oder in Form unseres Online-Kurses: das Programm ist in allen Fällen dasselbe. Es ist entstanden aus der Arbeit mit vielen tausend »Leberreinigern«.

Hilfsmittel 1: Bitterstoffe

Wann haben Sie zum letzten Mal bitteres Gemüse gegessen oder bitteren Tee getrunken? Bitterstoffe waren in den letzten Jahrzehnten nicht sehr in Mode. Wenn wir ehrlich sind, neigt unsere Gesellschaft doch eher dazu, das Bittere auf allen Ebenen zu verdrängen. Süß liegt im Dauertrend, unser durchschnittlicher Zuckerkonsum schlägt mit satten 35 Kilogramm pro Person und Jahr zu Buche. Das sind 30 Stück Würfelzucker, die jeder von uns im Schnitt täglich seinem Körper zuführt.

Bittere Karotten oder Gurken gibt es schon lange nicht mehr, nicht einmal mehr auf dem Bio-Bauernmarkt. Der Geschmack ist ausschlaggebend dafür, wie gut sich etwas verkauft. Auch Bio-Bauern bauen eher an, was beliebt ist. Somit findet man bittere Gemüsesorten heute nur mehr sehr selten.

In den Wildkräutern, die ja unser »Urgemüse« sind, erleben wir noch diese markante, bittere Note. Doch wer hat sie schon täglich auf dem Teller? Oder vergleichen Sie doch einmal den Geschmack von Wildobst mit dem jener hochgezüchteten, fruchtzuckerreichen Früchte, die uns im Supermarktregal angeboten werden! Unser moderner Lebensstil hat das Bittere fast gänzlich aus der Nahrung eliminiert.

Wir brauchen aber ein gewisses Maß davon in unserer Nahrung. Bitterstoffe fördern den Leber-Gallenfluss und ermöglichen eine gesunde Verdauung und einen funktionierenden Fettstoffwechsel. Wie in den vorhergehenden Kapiteln beschrieben, ist unser Körper ja immer noch auf seine ursprüngliche Ernährungsweise ausgelegt. Damals waren Bitterstoffe in wesentlich höherer Konzentration enthalten, als es uns die heutigen Nahrungsmittel bieten können.

Wenn Sie also möchten, dass Ihre Leber wieder besser arbeitet, müssen Sie diese choleretischen (= den Gallenfluss fördernden) Stoffe bewusst mehr zuführen. Deshalb setzen wir bei unserer Leberreinigungskur die Bitterstoffe schon ab der Vorbereitungszeit ein.

Unsere Helden

Johannes sucht Rat in unserer Praxis

» *Noch hat sich Johannes nicht entschieden, es steht ein weiterer Arzttermin an. »Ihre Blutzuckerwerte geben mir zu denken«, eröffnet ihm der Mediziner. »Ich sehe klare Anzeichen für einen beginnenden Diabetes.«*

Der nächste Schock für Johannes, damit hat er nun wirklich nicht gerechnet. Er und ein Diabetiker? Welche Hiobsbotschaften hat er in den kommenden Jahren noch zu erwarten? Nein, so kann es auf keinen Fall weitergehen, beschließt er. Jetzt muss er die Sache wirklich in die Hand nehmen und hoffentlich bald eine gute Lösung finden!

Johannes meldet sich für einen Telefon-Termin in der Praxis Wunder an und schildert dort seine Probleme. Im Beratungsgespräch bestätigt sich ihm, dass eine Intensiv-Leberreinigungskur ein erster großer Schritt wäre, seiner Gesundheit wieder auf die Sprünge zu helfen. Jetzt sind seine Prioritäten klar: Er bucht eine zweiwöchige Kur. Auch wenn seine Frau ihn nicht begleiten will, freut sich Johan-

nes auf die Auszeit von der Firma. Irgendwie ärgert es ihn jetzt fast ein wenig, dass er nicht schon früher auf die Idee gekommen ist, denn spätestens seit dem ausführlichen Gespräch in der Praxis Wunder ist ihm klar, dass dieser lange Leidensweg nicht unbedingt nötig gewesen wäre.

Anna macht den Online-Kurs

» *Bereits im Vorfeld ihres Online-Kurses hat sich Anna mit anderen Teilnehmern und Interessierten über soziale Plattformen ausgetauscht. Anfangs war sie richtig erstaunt darüber, wie viele Menschen sich mit dem Thema befassen – wie viele es gibt, denen es ähnlich geht wie ihr selbst, und mit denen sie sich offen über diese Themen austauschen kann. Manche unter ihnen haben sogar schon mehrmals eine Leberreinigung durchgeführt und berichten von ganz ausgezeichneten Ergebnissen.*

Das motiviert sie noch einmal mehr. Sie hat sich sogar für ein verlängertes Wochenende freigenommen – diese paar Tage sollen nur ihr und ihrem Körper gehören! Die genaue Anleitung gibt Anna Sicherheit. In den Video-Anleitungen wird alles ausführlich erklärt und es gibt dazu noch ergänzende Unterlagen zum Ausdrucken. So verschafft sie sich einen Überblick über das Programm. Endlich hat sie das Gefühl, dass sie etwas tun kann, und fühlt sich nicht mehr hilflos der Situation ausgeliefert. Es macht ihr richtig Freude, dieses Projekt jetzt in Angriff zu nehmen. Den Einkauf der benötigten Utensilien für die Leberreinigung hat sie innerhalb von 10 Minuten im Onlineshop erledigt und nach wenigen Tagen ist sie startklar. «

Leberstärkende Heilpflanzen

Das Wissen um die leberwirksamen Eigenschaften bestimmter Heilpflanzen und die Rolle von Bitterstoffen in der Medizin haben eine lange Tradition, die sich von der Vergangenheit bis in die heutige Zeit erstreckt. In diesem Zusammenhang möchten wir drei bedeutende Heilpflanzen hervorheben, die sich durch ihre leberunterstützenden Wirkstoffe auszeichnen: Mariendistel, Löwenzahn und Artischocke.

Die Mariendistel Schon seit Jahrhunderten ist die Mariendistel der Star unter den Heilkräutern, wenn es um die Leberstärkung geht. Das, was dabei wirkt, nennt sich Silymarin und wird aus den Samen der Mariendistel gewonnen. Silymarin ist keine einzelne Substanz, sondern ein Gemisch aus verschiedenen Stoffen. Die pharmakologisch aktivste Substanz ist hierbei das Silibinin, die ungefähr 50–60 % des Silymarins ausmacht.

Der Löwenzahn Viele sehen in ihm nur ein lästiges Unkraut, doch der Löwenzahn ist eine starke Heilpflanze, ein Allround-Tonikum mit ausgezeichneter choleretischer Wirkung. Er regt die Gallenproduktion in der Leber an, fördert den Gallenfluss, verbessert den Fettstoffwechsel u. v. m. Nicht ohne Grund ist der Löwenzahn bei Problemen mit Leber oder Galle seit jeher eine Heilpflanze der ersten Wahl.

Wunderleichter Leber-Detox-Smoothie

Für 1 Glas
⏲ 10 Min.

½ Grapefruit • 2 Scheiben frische Ananas (150 g) • 80 g Löwenzahnblätter (auch Chicorée möglich) • 1 Handvoll Spinat oder Mangold (25 g) • 1 EL Hepy-Öl (Mariendistelöl) • optional: 1 Prise Cayenne-Pfeffer • optional: frische Gänseblümchen als Deko

- Die Grapefruit nach Belieben entweder zuerst entsaften oder einfach nur schälen, die Schale der Ananas entfernen.

- Alle Zutaten zusammen pürieren. So lange mixen, bis ein cremiger Smoothie entsteht. Bei Bedarf etwas Wasser zugeben.

- In ein hübsches Glas füllen und mit frischen Kräutern dekorieren.

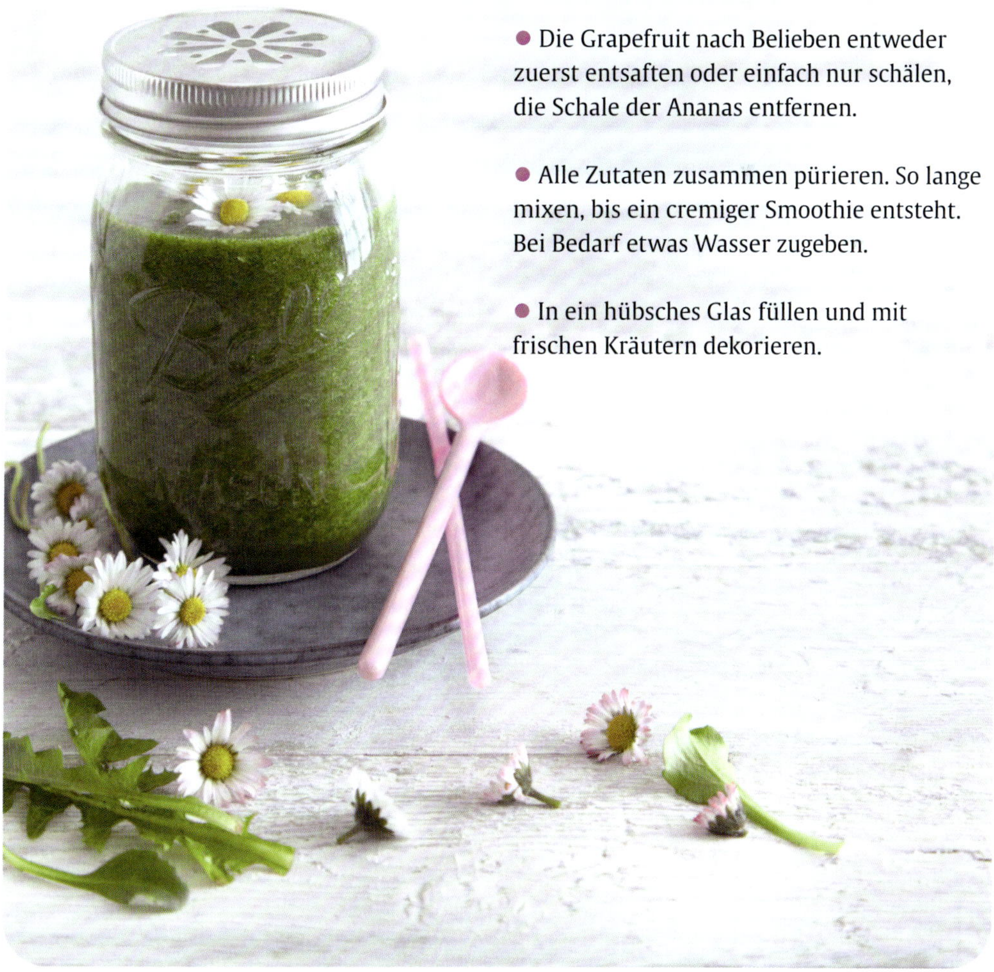

Die Artischocke Wie so viele der leberstützenden Heilpflanzen gehört auch die Artischocke zur Pflanzenfamilie der Korbblütler. Sie ist pharmakologisch bei weitem nicht so umfassend untersucht wie die Mariendistel oder der Löwenzahn, dennoch ist ihre die Leberzellen regenerierende und leberschützende Wirksamkeit unbestritten. Interessant ist auch, dass die leberstützende Wirkung der Artischocke nicht auf die isolierten Einzelsubstanzen zurückzuführen ist, sondern nur die Gesamtheit aller Inhaltsstoffe die gewünschten Effekte bringt.

Einmal täglich Lebertee

Ein optimal zusammengestellter Lebertee sollte die drei erwähnten Bitterkräuter bzw. Wirkstoffe enthalten: Mariendistel, Löwenzahn und Artischocke. Diese Komposition unterstützt die Leberfunktion auf natürliche Weise. Sie können eine solche Mischung in der Apotheke Ihres Vertrauens individuell anfertigen lassen oder sich für eine einfache und bequeme Lösung entscheiden, indem Sie unseren »Dr. Wunder Hepy-Tee« direkt in unserem Onlineshop bestellen. Dieser enthält neben den genannten drei Hauptzutaten zusätzlich 9 weitere leberunterstützende Inhaltsstoffe, die speziell für ihre positiven Effekte auf die Lebergesundheit ausgewählt wurden.

Dreimal täglich Leberelixier

Nicht alle pflanzlichen Inhaltsstoffe sind in Form von Tees aufnehmbar. Einige Substanzen entfalten ihre volle Wirkkraft erst, wenn sie mittels alkoholischer Extraktion gewonnen werden. Aus diesem Grund ergänzen

Chanca Piedra – das Steinbrecherkraut aus dem Regenwald Perus

Unser »Hepy-Tee« enthält 12 wertvolle Zutaten, die Ihre Leber unterstützen und zur Entgiftung anregen. Es gibt aber noch eine Zutat, die es Ihnen ermöglicht, seine Wirkung zu verstärken: »Chanca Piedra«, ein traditionelles Heilkraut aus dem Amazonas, das übersetzt so viel wie »Steinbrecher« bedeutet.

In Peru wie auch in anderen tropischen Regionen Südamerikas und Asiens wird Chanca Piedra (Phyllanthus niruri L.) seit jeher zur Unterstützung bei Nieren- oder Gallensteinenbeschwerden eingesetzt. Auch bei Ödemen und zu hohem Harnsäurespiegel zeigt die Staude Chanca Piedra Wirkung. Gerne würden wir Chanca Piedra unserem Hepy- und Reny-Tee generell als Zutat zusetzen – dies ist uns aufgrund der Bestimmungen der EU-Novel-Food-Verordnung leider nicht möglich. Aus diesem Grund empfehlen wir, das Chanca-Piedra-Kraut Ihrem täglichen Leber- und Nierentee am besten ergänzend beizumischen.

Ideale Zubereitungsempfehlung:

1 EL Dr. Wunder Hepy-Tee bzw. Reny-Tee zusammen mit 1 EL Dr. Wunder Chanca-Piedra-Kraut mit 500 ml kochendem Wasser überbrühen.

Chanca Piedra lässt sich auch als puren Tee genießen. So wird auch traditionell in Peru zur Stärkung und Entgiftung von Leber und Nieren ein Tee aus der getrockneten Pflanze zubereitet, der dann, mit Zitronensaft versetzt, viermal täglich getrunken wird.

wir den Einsatz von Tees mit der Anwendung klassischer Lebertinkturen, die diese leberfördernden Pflanzenstoffe konzentriert enthalten. Ein besonders bekanntes Beispiel dafür im deutschsprachigen Raum ist der »Schwedenbitter«.

Um die Wirksamkeit der Lebertinktur zu maximieren, ergänzen wir die bereits vorgestellten Heilpflanzen durch fünf weitere Bitterkräuter bzw. Wirkstoffe. Diese ergänzen die Wirkstoffvielfalt und verstärken die positiven Effekte auf die Leber:

- Wermut
- Enzian
- Galgant
- Kalmus
- Walnuss

Diese spezielle Mischung können Sie möglicherweise in Ihrer Apotheke individuell anfertigen lassen oder alternativ bequem als fertiges Produkt unter der Bezeichnung »Dr. Wunder Hepy-Bitter« in unserem Onlineshop bestellen.

Bedenken hinsichtlich des Alkoholgehalts in Lebertinkturen sind verständlich, jedoch ist die enthaltene Alkoholmenge, insbesondere bei der Dosierung von 20–25 Tropfen, was etwa 1 Milliliter entspricht, sehr gering und hat keinen nennenswerten Einfluss auf die Leberfunktion. In dieser Konzentration dient der Alkohol als Lösungsmittel zur Extraktion und Konservierung der wertvollen Pflanzenwirkstoffe. Wenn Sie trotzdem eine alkoholfreie Option wählen möchten, stehen Ihnen unsere »Hepy-Kapseln« zur Verfügung. Diese bieten eine praktische Alternative zur Tinktur und ermöglichen es Ihnen, die gewünschten Wirkstoffe ohne Alkohol zu konsumieren.

Für die ideale Realisierung unserer Kuren und Therapien haben wir für unsere Patienten und Anwender unsere Hepy-Produkte entwickelt. »Hepy« steht für altgriechisch hepar (= Leber). »Dr. Wunder Hepy-Tee« und »Hepy-Bitter« bestehen aus von uns entwickelten Rezepturen, welche Entgiftung und Stärkung der Leber noch intensiver anregen. Beide Produkte enthalten die oben angeführten Leber-Kräuter und darüber hinaus noch weitere Heilkräuter in Arzneibuchqualität, welche Wirkung und Geschmack abrunden. Die Links zu den Produkten finden Sie in unseren Empfehlungen hinten im Buch (Seite 159).

Hilfsmittel 2: Basenbildende Mineralstoffe

Die Leber ist ein basophiles Organ, was bedeutet, dass sie ein basisches Milieu bevorzugt und für ihre optimale Funktion eine gute Zufuhr von basenbildenden Mineralstoffen benötigt. Doch heute haben viele Menschen hier bereits einen versteckten Mangel. Dies hat im Wesentlichen zwei Ursachen: Erstens nehmen wir zu wenig davon mit der Nahrung zu uns, und zweitens braucht unser Körper jetzt mehr denn je davon.

Pflanzen sind unsere primäre Mineralstoffquelle. Sie allein besitzen die Fähigkeit, Mineralien aus der Erde für uns bioverfügbar zu machen – vorausgesetzt, wir essen sie! Denn im allgemeinen Durchschnitt essen wir deutlich zu wenig Gemüse. Aber selbst wenn wir viel davon in unseren Speiseplan integrieren, sind dort meist nicht mehr ausreichend Mineralstoffe enthalten. Die Anbaumethoden der industriellen Landwirtschaft laugen unsere Böden zunehmend aus.

Wir haben heute in den Industrieländern eine große Auswahl an Nahrung zur Verfügung. Dies bringt jedoch mehr Nachteile als man vielleicht glauben möchte. Mehr tierisches Eiweiß, mehr Zucker, mehr raffinierte Bestandteile, mehr künstliche Zusatzstoffe, und überhaupt zu viel von allem – das treibt den Stoffwechsel in die Übersäuerung. Doch auch Stress, Termindruck, Hast und Eile können uns buchstäblich »sauer« machen – unsere Lebensgeschwindigkeit nimmt mehr und mehr zu. Der Körper muss diesem säurebildenden Lebensstil etwas entgegensetzen, und das sind die basenbildenden Mineralstoffe in unserem Blut. Das heißt also: Unser Bedarf an diesen Stoffen ist größer denn je!

Für eine erfolgreiche Vorbereitung Ihrer Leberreinigungskur müssen Sie daher die Zufuhr an speziellen Mineralstoffen deutlich erhöhen. So kann unser Körper seine Speicher füllen und seinen Bedarf während der Kur gut decken.

Basenpulver bekommen Sie u.a. in der Apotheke oder im Drogerie-Fachgeschäft. Wichtig dabei ist, dass Sie eines auswählen, welches keine unnötigen Füll- und Begleitstoffe enthält, wie etwa Farb-, Geschmacks- und Konservierungsstoffe, oder technologische Zusätze, Binde- oder Trennmittel. Ein qualitativ hochwertiges Basenpulver besteht ausschließlich aus reinen Mineralsalzen, wobei Natriumbicarbonat, auch bekannt als Natron, die Hauptrolle spielen sollte. Stellen Sie sicher, dass Inhaltsstoffe wie Fructose oder Aromen nicht aufgeführt sind, denn diese sind in einem reinen Basenpulver nicht erwünscht. Sollten solche Zusätze auf der Zutatenliste stehen, ist es ratsam, sich weiter umzusehen und ein geeigneteres Produkt zu finden.

Basierend auf unserer umfangreichen praktischen Erfahrung haben wir für unsere Anwender ein spezielles Basenpulver entwickelt: »Dr. Wunder Base 5«. Dieses Pulver besteht aus den fünf wichtigsten, basenbildenden Mineralsalzen, die für den Körper von größter Bedeutung sind, und bietet eine optimale Unterstützung für die Anforderungen einer Leberreinigung. Für diejenigen, die eine Kapselform bevorzugen, bieten wir »Base 5plus« an. Diese Kapseln enthalten zusätzlich Methylsulfonylmethan (MSM), ein Wirkstoff, der aus Geschmacksgründen nicht im Pulver enthalten ist. So haben Sie die Wahl zwischen dem reinen Basenpulver und der erweiterten Kapselversion, je nach Ihren persönlichen Vorlieben und Bedürfnissen.

Hilfsmittel 3: Salinische Abführhilfe

So gut wie alles, wovon wir unsere Leber befreien möchten, muss letztlich über den Darm ausgeschieden werden. Ist dieser Kanal »verstopft«, haben wir ein Problem. Denn die belastenden Stoffe gelangen dann zwar mithilfe der Leberreinigung in den Darm hinein, bleiben dort aber buchstäblich »stecken«. Sie kommen also nicht aus dem Körper heraus – Unwohlsein ist meist die unerwünschte Folge dieses Ausscheidungsengpasses. Das befreite, leichte Gefühl wäre greifbar nahe, bleibt aber dennoch aus. Wir müssen also dafür sorgen, dass die Abfallstoffe freie Bahn bekommen!

Im Rahmen unserer Kur verhelfen Salzlösungen Ihrem Darm zu einer schonenden Entleerung. Sie wirken über Osmose, das heißt, sie binden das Wasser im Darm – der Inhalt wird dadurch weicher und das Volumen er-

Keine pflanzlichen oder chemischen Abführmittel verwenden!

Abführmittel auf pflanzlicher Basis wirken durch eine chemische Reaktion und nicht durch einen osmotischen Prozess. Wir empfehlen deshalb keine anthrachinonhaltigen Abführmittel, wie Sennes/Cassia Fistula, Aloe oder Faulbaum. Diese greifen stärker und bei weitem komplexer in den Verdauungsapparat ein. Neben der Schwierigkeit der individuell geeigneten Dosierung können sie unerwünschte Nebenwirkungen wie Krämpfe oder Koliken verursachen. Zudem müssen diese Substanzen von der Leber abgebaut werden, was ihre Eignung für den Prozess einer Leberreinigung zusätzlich in Frage stellt.
Im Gegensatz dazu bieten salinische Abführmittel eine sichere und besser steuerbare Alternative ohne Gewöhnungseffekt. Sie erhöhen durch osmotische Wirkung sanft den Wasserfluss im Darm und ermöglichen eine natürlichere Anregung der Darmtätigkeit. Aus diesen Gründen empfehlen wir als Experten für eine effektive und sichere Leberreinigung den Verzicht auf pflanzliche oder chemische Abführmittel und raten stattdessen zu geeigneteren Methoden, die den Körper weniger belasten.

höht sich. So entsteht mehr Druck, der letztendlich zur gründlichen Entleerung führt. Die bekanntesten salinischen Abführmittel sind Glaubersalz (Natriumsulfat) und Bittersalz (Magnesiumsulfat).

Abführsalze sind einfach und individuell dosierbar und im Allgemeinen gut verträglich. Klassischerweise kam bei der Leberreinigung das Bittersalz zur Anwendung.

Aus zweierlei Gründen haben wir uns entschlossen, für unsere Patienten eine noch besser geeignete Abführsalzmischung zu entwickeln. Vereinzelt werden Bittersalz und Glaubersalz aufgrund der enthaltenen Sulfate (Schwefelsalze) nicht gut vertragen. Diese können dann zum Beispiel zu Blutdruckschwankungen, Kopfschmerzen, Unwohlsein, Kreislaufbeschwerden etc. führen.

Zudem stellt die Einnahme von Glauber- oder Bittersalz für die meisten Menschen schon aufgrund des Geschmacks eine enorme Herausforderung dar. Daher haben wir unsere Abführhilfe »Hydrocol« entwickelt. Dieses geschmacksneutrale Pulver ist sulfatfrei und macht die Darmpflege zu einer wesentlich angenehmeren Erfahrung. Es enthält reichlich für den Körper gut aufnehmbares Magnesium, dessen Wirkung zusätzlich zum Erfolg Ihrer Kur beiträgt.

Hilfsmittel 4: Wundermittel Einlauf

Keine Angst, niemand will Sie zu einem Einlauf nötigen. Wir möchten Ihnen diesen jedoch sehr ans Herz legen. Bevor man den ersten Einlauf selbst probiert hat, fühlt man sich unwohl bei dem Gedanken – danach sind die meisten vollauf begeistert. Der Wassereinlauf als Heilmittel ist ja überhaupt nichts Neues, er ist in fast allen Kulturen als wirksame Methode bei verschiedensten Be-

Auch im Alltag sinnvoll

Die in diesem Ratgeber vorgestellten Hilfsmittel sind nicht nur während der Leberreinigung nützlich, sondern können dauerhaft in Ihren Alltag integriert werden. Jedes dieser Hilfsmittel kann ausgleichende Korrekturen in Ihrer alltäglichen Ernährung vornehmen. Nutzen Sie das neu gewonnene Wissen über Bitterstoffe und deren leberstärkende Wirkung bewusst in Ihrem Alltag.

Ob es sich um Verdauungsprobleme, ein flaues Gefühl im Magen oder nächtliches Erwachen handelt – auch abseits der Kur können Sie mit einem Lebertee oder einer Bittertinktur darauf reagieren. Viele Anwender integrieren den Lebertee auch außerhalb der Kurzeit in ihren Alltag. Und für nicht wenige ist der Hepy-Bitter inzwischen ein ständiger Begleiter geworden, der einen festen Platz in der Handtasche, Küche oder auf dem Schreibtisch hat.

Bei Basenpulver empfehlen wir, mit der Einnahme zu beginnen und sie kontinuierlich fortzuführen, da viele Menschen chronisch an einem Mangel basenbildender Mineralstoffe leiden. Im Alltag ergibt es durchaus Sinn, das Basenpulver weiterhin einmal täglich zu nehmen.

Was Hydrocol betrifft, so fragen viele Nutzer, ob sie es auch nach der Kur weiter einnehmen dürfen. Die Antwort ist definitiv: ja. Es wird auch in der Nachbereitungsphase verwendet und wenn es Ihnen hilft, Ihre Verdauung aktiv zu halten, gibt es keinen Grund, nicht eine moderate Dosis dauerhaft beizubehalten. Da Hydrocol keinen Gewöhnungseffekt hat, ist es ideal für eine langfristige Nutzung geeignet.

schwerden bekannt. Bis vor wenigen Jahrzehnten war er auch in unseren Krankenhäusern eine Standardbehandlung.

Träge Verdauung

Verdauungsschwäche ist heute ein weitverbreitetes Phänomen. Wenn wir täglich essen, aber nicht ebenso regelmäßig entleeren, bleibt das über die Jahre nicht ohne Folgen. Dies bestätigt auch die medizinische Diagnostik. Mithilfe der sogenannten virtuellen Koloskopie kann heute der gesamte Verlauf Ihres Darms bildlich dargestellt werden. Dabei zeigt sich, dass der Dickdarm bei vielen Menschen immer mehr in die Länge wächst, um die angestauten Mengen aufnehmen zu können. Es bilden sich zusätzliche Darmschlingen und Ausstülpungen, in denen sich Stuhlreste und damit auch Giftstoffe mehr und mehr ansammeln.

Das ist gar nicht gut, denn wenn der Körper diese Stoffe nicht ausscheiden kann, belasten sie den gesamten Organismus und besonders wieder die Leber. Es bedarf tatsächlich intensiverer Maßnahmen als man vielleicht meinen möchte, um eine gründliche Darmreinigung zu erreichen. Ohne Einlauf gelingt das in der Regel schwer bis gar nicht.

Johannes

Angekommen – morgen früh startet die Kur

»*Noch ist es ganz ungewohnt für Johannes, einmal nicht in geschäftlichen Belangen unterwegs zu sein. Nur langsam wird ihm bewusst, dass er sich die nächsten zwei Wochen vorrangig sich selbst und seiner Gesundheit widmen darf. Ein seltsames, aber auch gutes Gefühl, obwohl er mit seinen Gedanken immer wieder bei der Firma ist. Seinen Laptop hat er natürlich trotzdem dabei, damit er sich abends um seine E-Mails kümmern kann. Guten Internetempfang hat er überall, was ihm wichtig ist.*

Nach seinen bisherigen Arztgesprächen zuhause hat er nicht wirklich Lust auf ein weiteres dieser Art. Doch nach zehn Minuten hat er schon realisiert, dass hier anders therapiert wird. Im Gespräch gibt es keine Tabus und er fühlt sich zum ersten Mal in seiner Situation richtig verstanden.

Er erfährt auch, dass seine Diagnose »Fettleber« längst nicht nur Alkoholiker betrifft und dass sein heißgeliebter Apfelsaft nicht annähernd so gesund ist, wie er immer gedacht hatte. Plötzlich werden ihm viele Zusammenhänge klar, von denen er vorher nichts ahnte. Auch wenn das allein noch nichts an seiner gesundheitlichen Situation ändert, sieht er jetzt doch wieder Licht am Ende des Tunnels. «

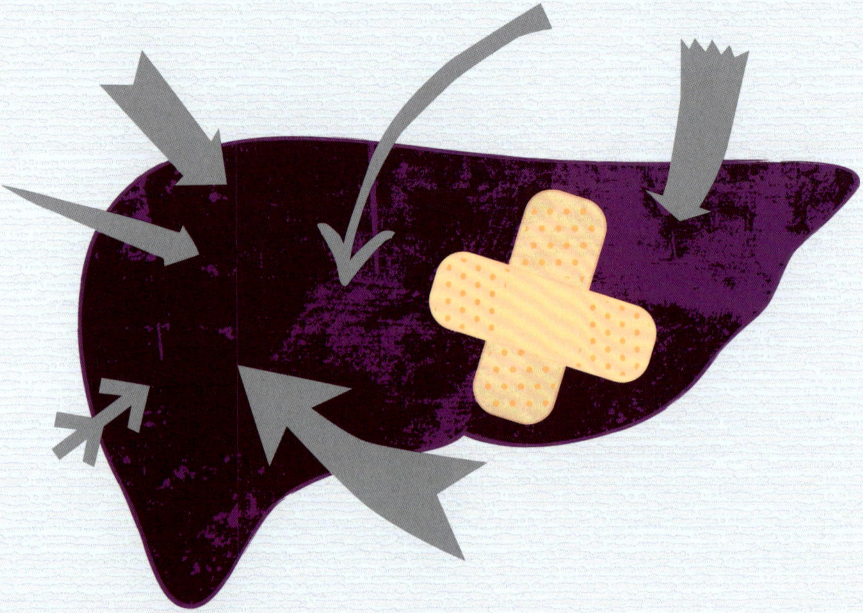

Was stresst die Leber?

- ungesundes und denaturiertes Essen (Zusatzstoffe, zum Beispiel Konservierungsmittel und Stabilisatoren, Schwermetalle im Essen, Übersäuerung und Mineralstoffmangel, Umweltgifte)
- Fructose
- Alkohol
- Kaffee / Nikotin
- Dauerdruck und Stress
- zu wenig Erholungsphasen
- zu wenig Schlaf
- Ärger, Frust, Sorgen und Probleme
- zurückgehaltene, unterdrückte Gefühle

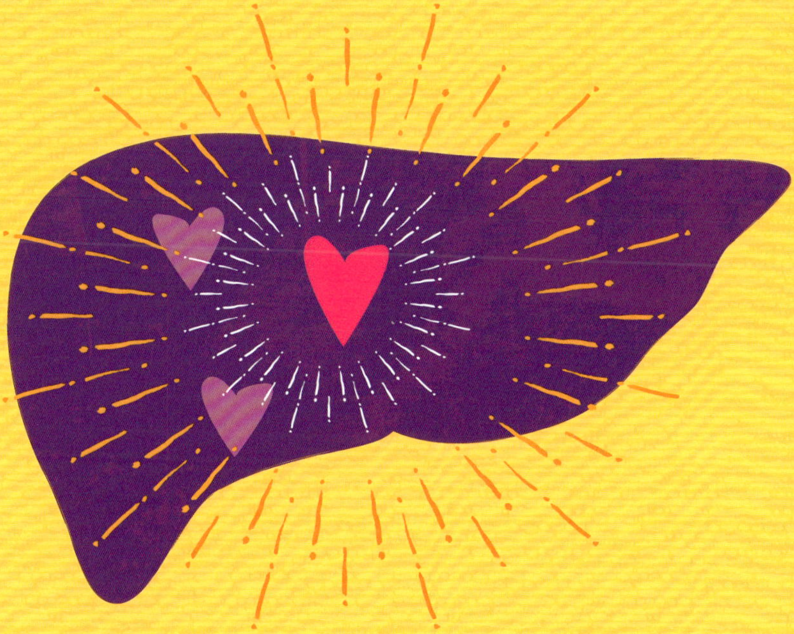

Was tut der Leber gut?

- **Esskultur**
- **Bitterstoffe**
- **Wildkräuter**
- **Mineralstoffe**
- **Darmreinigung**
- **Entgiftung / Detox**
- **Leberwickel**
- **Bewegung, Schwitzen und tiefes Atmen (regt die Reinigungsfunktionen des Körpers an)**
- **(Arbeits-)Pausen**
- **Hobbys, die entspannen und Freude bereiten**

Ihr Leber-Detox-Programm

Bevor Sie starten, möchten wir Ihnen die komplette Kur mit ihren vier Phasen zur Entlastung, Ausleitung, intensiven Leberreinigung und Nachbereitung im Überblick vorstellen.

Wir haben das 12-tägige Programm zur besseren Übersicht in vier Phasen unterteilt. Wir empfehlen Ihnen, die Phasen ganz genau wie vorgegeben zu befolgen. Damit maximieren Sie den gesundheitlichen Nutzen der Kur und minimieren gleichzeitig das Risiko von Unwohlsein.

Phase 1: Tag 1–3 zur Entlastung Hier legen Sie bereits den Grundstein für ein erfolgreiches Ergebnis Ihrer Kur. Ziel dieser drei Tage ist die Schonung und Entlastung des Verdauungsapparats mit fettarmer, basenreicher Ernährung, gezielter Mineralstoffzufuhr und Anregung der Leberaktivität.

Phase 2: Tag 4 zum Kurzzeitfasten Entlastung und reinigende Ausleitung werden intensiver. Sie bringen den Körper mit frisch gepressten Rohkostsäften und gezielter Leberunterstützung weiter in Form.

Phase 3: Tag 5 und 6 stehen im Zeichen der großen Leberreinigung Am Tag 5 wird das Saftfasten noch bis zum Mittag fortgesetzt, dann geht es bestens vorbereitet in die Leberreinigung selbst. Dazu trinken Sie abends Ihren Lebercocktail, sodass die intensive Leberreinigung über Nacht stattfindet. Der nächste Tag steht dann ganz im Zeichen der intensiven Ausscheidung. Phase 3 kann also perfekt übers Wochenende durchgeführt werden.

Phase 4: die Aufbauwoche sichert den Erfolg In dieser abschließenden Woche nehmen Sie die positiven Veränderungen mit und sorgen für einen durchschlagenden, nachhaltigen Erfolg. Der Ausscheidungsvorgang setzt sich in den ersten Tagen der Nachbereitungszeit noch fort, Ihre Leber wird weiterhin gezielt gestärkt.

Tag 1–3: Entlastungsphase

Über die Ablauf- und Einnahme-Schemata können Sie auf einen Blick erfassen, was an den einzelnen Tagen der jeweiligen Phasen getan werden muss.

Basisch essen

Die ersten drei Tage der Leberkur sind charakterisiert durch eine basenreiche Ernährung. Das bedeutet für Sie, die stark säurebildenden Komponenten in Ihrer Ernährung mengenmäßig zurückzufahren. Damit sorgen Sie für wohltuende Entlastung im Verdauungsapparat. Konkret bedeutet dies:

- Eier, Milch und Milchprodukte (Joghurt, Quark, Käse) reduzieren.
- Fleisch, Fisch und Meeresfrüchte meiden.
- Weißmehlprodukte, raffinierten Zucker, stark verarbeitete Nahrungsmittel sowie Fertigprodukte, Alkohol und Kaffee weglassen.

Übersicht über die vier Phasen des Leber-Detox-Programms.

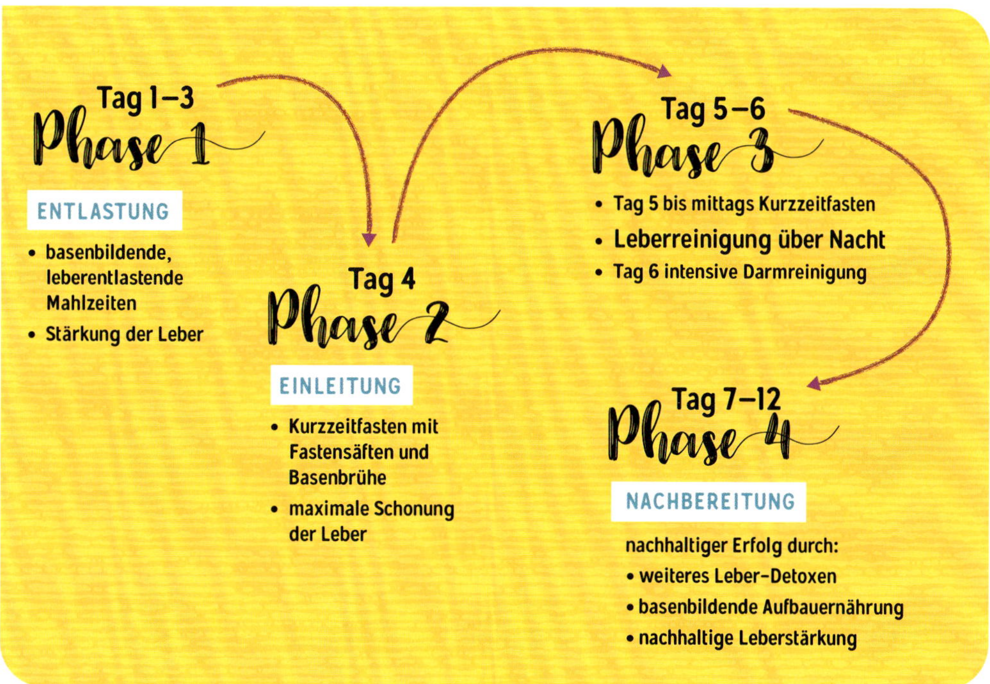
Tag 1–3
Phase 1
ENTLASTUNG
• basenbildende, leberentlastende Mahlzeiten
• Stärkung der Leber
Tag 4
Phase 2
EINLEITUNG
• Kurzzeitfasten mit Fastensäften und Basenbrühe
• maximale Schonung der Leber
Tag 5–6
Phase 3
• Tag 5 bis mittags Kurzzeitfasten
• Leberreinigung über Nacht
• Tag 6 intensive Darmreinigung
Tag 7–12
Phase 4
NACHBEREITUNG
nachhaltiger Erfolg durch:
• weiteres Leber-Detoxen
• basenbildende Aufbauernährung
• nachhaltige Leberstärkung

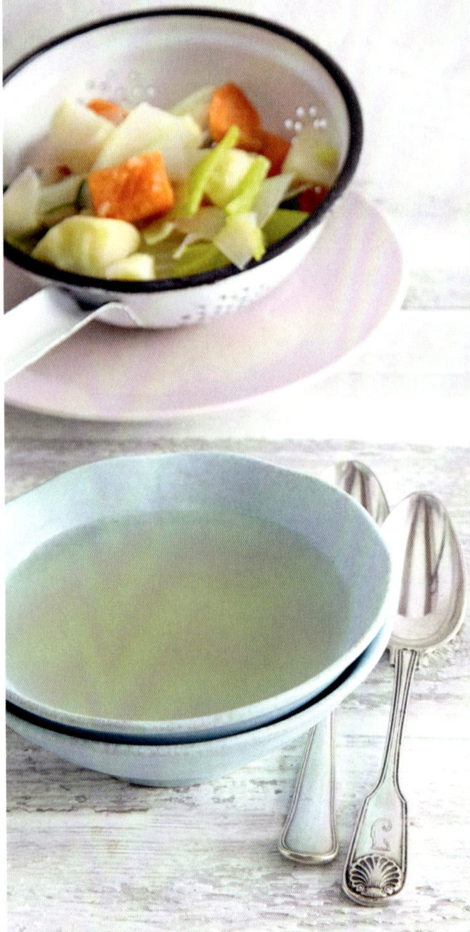

Wunderleichte Basenbrühe

4 Portionen
30 Min. + 2–3 Std. Kochzeit

4 mittelgroße Karotten • 1 große Stange Lauch • 1 mittelgroße Fenchelknolle • 2 kleine Sellerie (Knolle oder Stange) • 1 Petersilienwurzel • 1 große Zwiebel • 3 mittlere Kartoffeln • nach Belieben auch: 2 getrocknete Tomaten • 2 Knoblauchzehen • 2 Lorbeerblätter • frische oder getrocknete Kräuter (wie Petersilie, Liebstöckel, Wacholder, Kümmel, Thymian, Ingwer etc.)

- Gemüse waschen bzw. schälen und in ca. 3–5 cm große Stücke schneiden. Alles Gemüse inklusive der Kräuter und Gewürze in einen großen Kochtopf mit 3 Liter Wasser geben.

- Aufkochen lassen und bei reduzierter Hitze zugedeckt 2–3 Stunden leicht köcheln lassen.

- Fertige Brühe durch ein Küchensieb abgießen. Da ein Drittel des Wassers verdunstet ist, sind es jetzt ca. 2 Liter Brühe. Alle wertvollen Mineral- und Geschmacksstoffe sind in der Flüssigkeit enthalten.

Tipp Geben Sie beim Kochen noch kein Salz hinzu – salzen Sie nachträglich, sollten Sie das Bedürfnis dazu haben. Basenbrühe ist im Kühlschrank gut einige Tage haltbar. Wir raten deshalb bei Zeitknappheit, am besten gleich eine größere Menge zuzubereiten.

Doch es geht bei den Entlastungstagen nicht darum, so wenig wie möglich zu essen; Sie sollten Ihren Körper nicht in einen »Hungermodus« bringen. Die Zielsetzung ist in diesen drei Tagen leichtere Kost, als Sie es sonst gewohnt sind. Und basisch essen kann sehr genussvoll sein! Wir stellen Ihnen dazu passende Rezepte vor. Wählen Sie ganz nach Ihrem persönlichen Geschmack aus den Alternativen im Rezeptteil des Buches.

Falls für Sie solche Mahlzeiten ohnedies schon zum Alltag gehören, können Sie auch mit frisch gepressten Obst- und Gemüsesäften oder grünen Smoothies noch eine zusätzliche Entlastung in Ihren Speiseplan integrieren.

Abends steht an jedem Entlastungstag eine Basenbrühe auf dem Programm. Auch wenn Sie wenig Kocherfahrung haben, wird es Ihnen leicht gelingen, diese selbst zuzubereiten. Als hochwertige Instant-Alternative empfehlen wir Ihnen unsere »Wunderbrühe«: 2 TL in 300 ml heißes Wasser einrühren, 5 Minuten ziehen lassen – fertig.

Und hier, auf der linken Seite, unser Rezept für jene, die sich schon auf das Selbstzubereiten freuen.

Tag 1–3: Basenausgleich

Beim Entsäuern und Auffüllen der Mineralstoffreserven hilft Ihnen eine geeignete Basenpulvermischung (Seite 51). Für den Zeitpunkt der Einnahme gibt es dabei einen wichtigen Faktor, auf den wir Rücksicht nehmen müssen: nämlich den gefüllten Magen!

Jedes Mal, wenn Sie etwas essen, produziert Ihr Magen Säure. Dies tut er, um die Nah-

Unsere Helden

Die Entlastungstage fallen Anna leicht

Früher einmal hat sie sich sehr bewusst ernährt, aber nach der Geburt ihrer Kinder ist dann irgendwie alles wieder anders gewesen. Ungewohnt ist für Anna allerdings, die Rohkost wegzulassen – sie liebt Salate zu Mittag oder manchmal auch als schnelles Abendessen. Umso überraschter ist sie, dass ihr diese Rohkostkarenz richtig guttut. Da hat sie auf jeden Fall etwas dazugelernt. Bisher hatte sie immer geglaubt, Rohkost sei leichte Kost!

Beim Kaffeeklatsch mit Charlotte war die Auswahl für sie diesmal statt Kaffee Grüntee, Kräutertee oder Rotbuschtee – anders, aber ebenso genussvoll!

Johannes ist erleichtert, dass er in den Entlastungstagen keineswegs hungern muss

Fürs Erste fällt es ihm nicht allzu schwer, einige liebgewonnene Essensgewohnheiten abzulegen. Er isst zwar anders, aber er isst sich trotzdem satt – und nach dem dritten Entlastungstag ist er tatsächlich schon sichtbar »ent-lastet« und er kann den Gürtel tatsächlich jetzt wieder um ein Loch enger schnallen.

rung für die weitere Verdauung gut vorzubereiten. Wenn Sie nun direkt vor, während oder nach dem Essen Basenpulver zu sich nehmen, schwächen Sie damit die in dieser Zeit dringend benötigte Magensäure ab und stören den Verdauungsvorgang.

Achten Sie daher bei der Einnahme auf einen Abstand von einer halben Stunde vor dem Essen und mindestens 1½ Stunden nach dem Essen. Ideale Zeiten sind zum Beispiel abends direkt vor dem Schlafengehen – vorausgesetzt, dass Sie nicht abends sehr spät noch essen – oder vormittags, zwischen Frühstück und Mittagessen.

Sollten Sie das Frühstück ausfallen lassen oder am Morgen der zeitliche Abstand zwischen dem Aufstehen und dem Frühstück sehr groß sein, können Sie die Basenmischung auch morgens gleich nach dem Aufstehen einnehmen.

Einnahmeempfehlung

- Je 1 TL Base 5 in 250 ml Wasser auflösen und zweimal täglich zwischen den Mahlzeiten zuführen.
- Falls Sie Kapseln bevorzugen, nehmen Sie stattdessen zweimal täglich jeweils drei Basenkapseln mit 250 ml Wasser ein.

Tag 1–3: Leberstärkung

Wir setzen Bitterstoffe und leberwirksame Pflanzenstoffe in zwei Varianten ein (siehe auch Kapitel »Hilfsmittel für eine erfolgreiche Leberreinigung«): als Leberteemischung (Seite 50) und als Bittertinktur (Seite 50). Diese beiden Komponenten sind als sich ergänzende Maßnahmen zu betrachten. Im alkoholischen Auszug der Lebertinktur sind andere Bestandteile gelöst als jene, die uns im Lebertee zur Verfügung stehen. Auf diese Weise bekommt Ihr Organismus ein möglichst breites Spektrum an Stoffen, die sowohl anregend als auch stärkend auf Ihre Leber wirken.

Angelehnt an die Organuhr (Seite 18) empfehlen wir das Trinken des Lebertees in der leberschwächsten Zeit. Während unsere Leber zwischen ein und drei Uhr nachts am aktivsten ist und die größte Entgiftungsleistung bringt, befindet sie sich – genau gegenüberliegend – zwischen 13 und 15 Uhr in einer schwachen Phase. Somit ist hier eine sehr günstige Zeit, um das Organ gezielt zu unterstützen und anzuregen. Dies ist allerdings nur eine optimierende Empfehlung: Wenn Sie aufgrund Ihres individuellen Tagesablaufes nicht die Möglichkeit haben, den Lebertee in dieser Zeit zu trinken, können Sie diesen Programmpunkt auch auf eine andere Zeit verlegen.

Übrigens: Schon der bittere Geschmack im Mund hat eine ausgesprochen wichtige Funktion, denn durch ihn werden im Körper bereits gallenfördernde Prozesse eingeleitet. Ein Tee, der nicht zumindest ein wenig bitter schmeckt, kann demnach kein wirksamer Lebertee sein.

Einnahmeempfehlung

- Einmal täglich 2 Tassen Hepy-Tee (Dosierung: 1 TL auf 250 ml Wasser), möglichst zwischen 13 und 15 Uhr trinken.
- Dreimal täglich Lebertinktur vor den Mahlzeiten einnehmen. Mindestens 15 Tropfen Hepy-Bitter (pur oder in einem Glas Wasser, nach Wunsch auch mit etwas Zitronensaft).
- Alternativ zur Lebertinktur können Sie auch dreimal täglich 2 Hepy-Kapseln mit Wasser einnehmen.

Haben Sie Schwierigkeiten mit »bitter«?

Die meisten Menschen sind »bitter« einfach nicht mehr gewohnt. Verwenden Sie deshalb vielleicht anfangs etwas weniger Teemischung für die gleiche Wassermenge und lassen Sie ihn auch etwas weniger lang ziehen. Dadurch sind die Konzentration und auch der bittere Geschmack schwächer. Trinken Sie einfach von diesem »schwachen« Lebertee 1–2 Tassen mehr. Zusätzlich können Sie den Tee auch mit etwas Zitronensaft geschmacklich aufbessern. Sie werden sich rasch an den »neuen alten« Geschmack gewöhnen und können die Konzentration steigern. Viele Menschen finden sogar solchen Gefallen an der »wohltuenden Bitterkeit«, dass sie diese auch nach der Kur mehr in ihren Alltag integrieren.

Eine alternative Möglichkeit, Ihrem Körper wohltuende Bitterstoffe zuzuführen, wären Kapseln oder Dragees. Obwohl die direkte Aufnahme von Bitterstoffen durch den Mund zusätzlich reflektorische Stoffwechselprozesse anregt, stellen die Kapseln eine brauchbare Alternative dar, insbesondere für Menschen, denen der Geschmack von Bitterstoffen überhaupt nicht zusagt. So lässt sich die Aufnahme von Bitterstoffen dennoch gut in den Alltag integrieren.

Darmreinigung

Die Darmanregung (Seite 53) ist eine wichtige Komponente, da sie erheblich die Vorentgiftung in Gang bringt. Eine gewisse Stuhlauflockerung entsteht in der Regel allein schon durch unsere Rezeptvorschläge. Die darin enthaltenen löslichen Ballaststoffe sorgen dafür, dass Wasser in größeren Mengen als üblich im Darm gebunden wird. Der Darminhalt wird dadurch weicher und die Entleerungen fallen leichter. In unseren Frühstücksrezepten sind daher z. B. oft Lein- oder Chiasamen enthalten.

Lösliche Ballaststoffe wirken in »beide Richtungen«

Ballaststoffe sind wahre Multitalente für die Verdauung: Sie können sowohl gegen Durchfall als auch gegen Verstopfung helfen. Der Schlüssel liegt in der richtigen Wasseraufnahme. Wenn Sie genügend Flüssigkeit zu sich nehmen, können Ballaststoffe den Stuhl weicher machen. Trinken Sie jedoch zu wenig, kann es genau das Gegenteil bewirken. Deshalb ist es wichtig, bei einer ballaststoffreichen Ernährung immer ausreichend zu trinken. Die Mengen in unseren Rezepten sind auf eine tägliche Trinkmenge von mindestens 2 Liter abgestimmt.

Dörrpflaumen enthalten von allen Trockenfrüchten die größte Menge an löslichen Ballaststoffen. Kaum etwas funktioniert so gut gegen Verstopfung. Wichtig ist dabei, dass die Dörrpflaumen unbedingt zuvor über Nacht eingeweicht werden, damit sie so viel Flüssigkeit wie möglich aufnehmen. Auch Dörrpflaumensaft aus der Apotheke ist eine Möglichkeit. Würde man bei Verstopfung hingegen trockene Dörrpflaumen essen, käme es unweigerlich zur gerade beschriebenen Verschlimmerung.

Salinische Abführhilfen

Als weitere Maßnahme regen wir eine aktivere Darmtätigkeit mittels einer speziellen Auswahl natürlicher Mineralien an. Dafür haben wir unser »Hydrocol« entwickelt. Magnesium bildet dabei den Hauptwirkstoff, die enthaltenen Mineralsalze stärken noch zusätzlich die Leber und wirken basenbildend.

TAG 1–3

ENTLASTUNGSPHASE

Morgen

- Nehmen Sie 15 Tropfen Hepy-Bitter oder 2 Hepy-Kapseln mit 250 ml Wasser ein.
- Genießen Sie ein basisches Frühstück.

Vormittag

- 1 TL Base 5 als Pulver oder alternativ 3 Kapseln mit 250 ml Wasser einnehmen.

Mittag

- 15 Tropfen Hepy-Bitter oder 2 Hepy-Kapseln mit 250 ml Wasser einnehmen.
- Lassen Sie sich anschließend ein basisches Mittagessen schmecken.

Nachmittag

- Trinken Sie 2 Tassen Hepy-Tee.

Abend

- Nehmen Sie 15 Tropfen Hepy-Bitter oder 2 Hepy-Kapseln mit 250 ml Wasser ein.
- Danach zum Abendessen Basenbrühe oder Gemüsesuppe.
- 1 TL Base 5 als Pulver oder alternativ 3 Kapseln mit 250 ml Wasser einnehmen.
- Direkt vor dem Schlafengehen 1 TL Hydrocol in 250 ml Wasser trinken (ab Tag 3 auf 1 EL erhöhen).

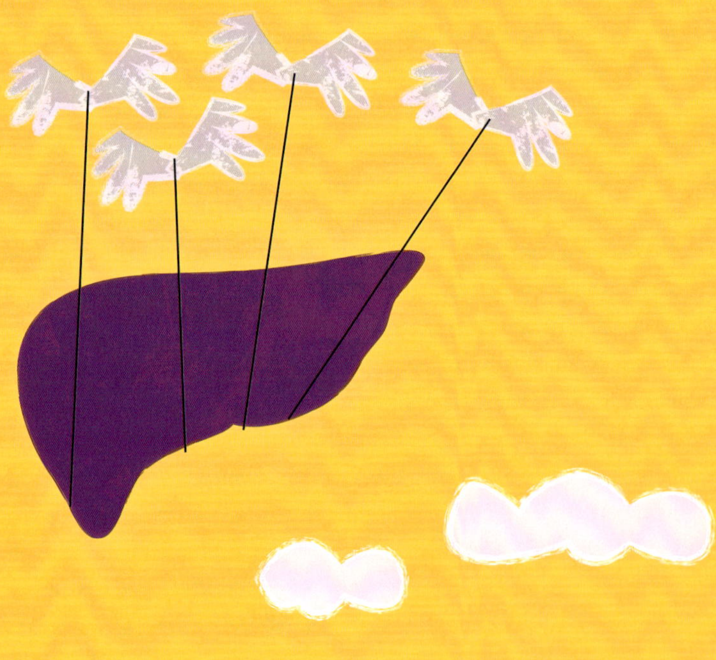

Wenn Sie das Hydrocol abends kurz vor dem Schlafengehen (und frühestens zwei Stunden nach der letzten Mahlzeit) einnehmen, kann Ihr Körper das enthaltene Magnesium noch besser aufnehmen!

Einnahmeempfehlung

- Trinken Sie abends 1 TL Hydrocol in 250 ml Wasser.
- Ab dem dritten Tag die Dosierung auf 2 TL Hydrocol abends erhöhen.
- Falls 1 TL Hydrocol pro Tag bereits zu regelmäßigen, eher dünnflüssigen Entleerungen geführt hat, ist der erwünschte Effekt für Sie bereits erreicht. Bleiben Sie in diesem Fall weiter unverändert bei dieser Dosierung!
- Sollten Sie sich mit der Einnahme von gelösten Pulvern schwertun, steht Ihnen Hydrocol auch in Kapselform zur Verfügung.

Erhöhung der Trinkmenge

Ab sofort sollten Sie täglich mindestens 2 Liter Wasser oder ungezuckerten Kräutertee zu sich nehmen. So wird ein guter Spüleffekt erreicht: Über das Nieren-Blasen-System kommt es dann bereits zu einer ersten verstärkten Ausscheidung und Gewebsreinigung.

Wussten Sie, dass wir mit zunehmendem Alter zunehmend unser Durstgefühl verlieren? Dies bedeutet allerdings nicht, dass unser Organismus weniger Wasser benötigen würde. Nein, der Flüssigkeitsbedarf eines gesunden Erwachsenen liegt im Schnitt konstant bei etwa 2–2,5 Liter täglich.

Manche Menschen tun sich allerdings auch unabhängig vom Alter schwer mit dem Trinken. Falls dies auch auf Sie zutrifft, versuchen Sie, etwa zwei Drittel der Trinkmenge bereits in der ersten Tageshälfte zu sich zu nehmen. So hat es sich beispielsweise bewährt, gleich morgens nach dem Aufstehen eine größere Menge Wasser zu trinken. Dies bringt Kreislauf und Stoffwechsel in Schwung! Wenn Sie kein kaltes Wasser mögen, probieren Sie einmal, dieses teewarm zu trinken. Ein weiterer Trick ist das Verfeinern mit frisch gepresster Zitrone oder auch ein wenig Ingwersaft. Auch einige Tropfen Bittertinktur im Wasser können das Trinken erleichtern.

Dass man vorbereitend Apfelsaft trinken muss, ist ein Mythos

Das Trinken von Apfelsaft als Vorbereitung auf eine Leberreinigung hat sich über die Zeit zu einem weit verbreiteten Mythos entwickelt, der vor allem auf den Eigenschaften der Apfelsäure basiert. Interessanterweise ist der Apfel selbst nur ein Namensgeber dieser Säure, denn andere Früchte wie Pflaumen, Kirschen oder Aprikosen enthalten sogar bis zu doppelt so viel Apfelsäure wie Äpfel selbst.

Die zugrunde liegende Annahme basiert auf einer sogenannten In-vitro-Beobachtung – also isoliert in einem Gefäß und außerhalb des Körpers. Wenn Sie typische Cholesterin-Gallensteine in Apfelsäure einlegen, beginnen diese, weicher und elastischer zu werden. Daraus wurde die Empfehlung abgeleitet, zur Vorbereitung der Leberreinigung täglich 1 Liter Apfelsaft zu trinken.

Es ist jedoch wichtig zu betonen, dass Ergebnisse aus In-vitro-Studien nicht zwangsläufig auf In-vivo-Situationen, also Prozesse innerhalb des lebenden Organismus, übertragbar sind. Der menschliche Körper und seine Physiologie sind weitaus komplexer. Auch wenn wir die Apfelsäure gerne direkt in unsere Gallengänge einleiten würden, die direkte Übertragung solcher Effekte in unsere Gallengänge ist nicht gegeben.

Hinzu kommt, dass in jedem Liter Apfelsaft nicht nur Apfelsäure, sondern vor allem Fruchtzucker von 20–25 Äpfeln enthalten ist. Die wenigsten kämen auf die Idee, jeden Tag so viele Äpfel zu essen – warum also trinken? Denn die große Menge an Fructose im Apfelsaft stellt für viele Menschen (und Lebern) eine erhebliche Belastung dar.

Tag 4: Kurzzeitfasten

Nach der dreitägigen Vorbereitungszeit mit basischer Kost gehen Sie nun über zu einem 1½-tägigen Kurzzeitfasten (Tag 4 und auch die erste Hälfte des großen Leberreinigungstags). Während dieser Zeit nehmen Sie ausschließlich rohköstliche Säfte, Basenbrühe, Tees, Bitterstoffe und natürlich viel Wasser zu sich. Sie setzen dabei die Fettzufuhr vorübergehend aus. Dadurch reagiert sie noch stärker auf die kommenden Impulse der Leberreinigung.

Ab sofort sollten Sie mindestens 2,5 Liter Wasser oder Kräutertee pro Tag trinken. Besonders dann, wenn Sie im Alltag regelmäßig Kaffee trinken, ist die erhöhte Trinkmenge sehr wichtig.

Basische Säfte

Unmittelbar vor der eigentlichen Leberreinigung lassen Sie den Verdauungsapparat noch einmal »Atem holen« und ernähren sich auf eine Art und Weise, die Ihrem Körper nur minimale Arbeit abverlangt. Die Mahlzeiten sind also jetzt flüssig: Sie löffeln frisch gepresste, nicht pasteurisierte Gemüse-Obst-Säfte, frei von Faserstoffen. Diese versorgen Sie während des Kurzzeitfastens mit schnell verfügbarer Energie. So bleiben Sie zu jeder Zeit gut bei Kräften und können Ihren Alltag problemlos bewältigen.

Sollten Sie einen Entsafter zuhause haben, können Sie die Säfte selbst herstellen. Oder Sie lassen diese in Ihrem Bioladen pressen. Auch eine Online-Bestellung, bequem von zuhause aus, ist mittlerweile möglich (Bezugsquelle siehe Einkaufsliste, Seite 154). Beachten Sie bitte, dass Smoothies für dieses Kurzzeitfasten nicht geeignet sind, da sie noch sämtliche Faserstoffe enthalten – diese sind zwar generell wichtig und gesund, stehen unseren Zwecken in dieser Kurphase aber im Wege.

Damit in dieser Zeit kein unnötiges Hungergefühl aufkommt, beachten Sie bitte zwei grundlegende Regeln:

- Der Gemüseanteil in den Säften muss immer mehr als die Hälfte betragen – besser noch zwei Drittel des Gesamtvolumens.
- Gestalten Sie echte Saft-»Mahlzeiten«. Löffeln Sie die Säfte wie eine Rohkost-Suppe. Behalten Sie den Saft vor dem Schlucken eine Weile im Mund, damit die im Speichel enthaltenen Enzyme schon einmal Gelegenheit bekommen, den in den Säften enthaltenen natürlichen Zucker gut aufzuspalten. Auf diese Weise werden Sie ein gutes Sättigungsgefühl erreichen.

Erfahrungsgemäß liegt der Saftbedarf pro Tag zwischen einem halben und einem dreiviertel Liter. Sollten Sie das Gefühl haben, dass das nicht ausreicht, können Sie gerne etwas mehr davon zu sich nehmen. Grundsätzlich gibt es also keine strikten Mengenbeschränkungen. Damit die Säfte auch gut verträglich sind, sollten Sie auf eine einfache Zusammensetzung achten. Verwenden Sie also nicht zu viele verschiedene Obst- und Gemüsesorten für die Herstellung Ihrer Fastensäfte.

TAG 4

EINLEITUNG DURCH KURZZEITFASTEN

Morgen
- Bei Bedarf morgens 1 TL Hydrocol in 250 ml Wasser trinken.
- 25 Tropfen Hepy-Bitter oder 3 Hepy-Kapseln mit 250 ml Wasser einnehmen.
- Genießen Sie anschließend einen rohköstlichen Gemüse-Obst-Saft.

Vormittag
- 1 TL Base 5 als Pulver oder alternativ 3 Kapseln mit 250 ml Wasser einnehmen.

Mittag
- Nehmen Sie 25 Tropfen Hepy-Bitter oder 3 Hepy-Kapseln mit 250 ml Wasser ein.
- Genießen Sie anschließend einen rohköstlichen Gemüse-Obst-Saft.

Nachmittag
- Trinken Sie 2 Tassen Hepy-Tee.
- Am besten gleich anschließend die Leberwickel-Siesta einlegen.
- Zum Basenausgleich 1 TL Base 5 als Pulver oder alternativ 3 Kapseln mit 250 ml Wasser einnehmen.

Abend
- Nehmen Sie 25 Tropfen Hepy-Bitter oder 3 Hepy-Kapseln mit 250 ml Wasser ein.
- Abends gibt es bei Bedarf nochmals Rohkostsaft und/oder eine Basenbrühe.
- 1 TL Base 5 als Pulver oder alternativ 3 Kapseln mit 250 ml Wasser einnehmen.
- Zusätzlich führen Sie einen Wassereinlauf durch.
- Direkt vor dem Schlafengehen 2 TL Hydrocol in 250 ml Wasser trinken.

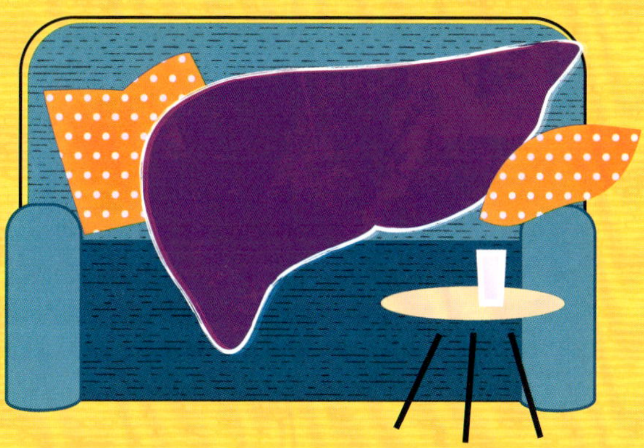

Einnahmeempfehlung
- Zwei- bis dreimal täglich 200–250 ml Gemüse-Obst-Saft portionsweise löffeln.
- Abends wird die Saftmahlzeit gerne durch eine warme Basenbrühe ersetzt – oder auch ergänzt.

Gemüseauswahl
- Wurzelgemüse wie Karotten, Rote Bete, Pastinaken, Süßkartoffeln, Schwarzwurzel, Petersilienwurzel
- Knollengemüse wie Sellerie, Fenchel und Topinambur
- Grünes Gemüse und Salate wie Spinat, Mangold, Grünkohl, Wirsing, Endivie, Chicorée, Radicchio oder Wildkräuter
- Weitere Gemüsesorten wie Gurken, Zucchini, Kürbis und Artischocken

Obstauswahl
- Kernobst wie Äpfel und Birnen
- Steinobst wie Pfirsiche, Aprikosen und Pflaumen
- Zitrusfrüchte wie Orangen, Zitronen, Mandarinen und Grapefruits
- Beeren aller Art inkl. Weintrauben
- Weitere Obstsorten wie Ananas, Kiwi, Melonen und Mango

Verfeinerung Geben Sie Ihrem Saft eine besondere Note mit: Ingwer, Kurkuma, Minze, Petersilie, Koriander, Limette, Aloe-Vera-Saft, Cayennepfeffer oder Algen wie Spirulina und Chlorella.

Hinweis Kokosnuss, Banane, Avocado, Papaya und sehr reife Früchte sind für die Saftzubereitung weniger geeignet, da sie den Entsafter verstopfen können.

Saft-Kombinationen Unsere Top 3 der beliebtesten und zugleich gut verträglichen Saftkreationen, die bei unseren Kurteilnehmern besonders gut ankommen, sind:

1. **Karotte – Orange – Zitrone:** Eine klassische Kombination und ein wahrer Energiebooster, der Körper und Geist belebt.
2. **Rote Bete – Karotte – Apfel – Zitrone:** Diese Mischung ist ein wahres Vitalstoff-Paket und ein antioxidativer Power-Saft, der das Immunsystem stärkt und den Körper reinigt.
3. **Sellerie – Feldgurke – Ananas – Zitrone:** Dieser erfrischende Detox-Cocktail sorgt für natürliche Entwässerung und einen starken basischen Effekt.

Diese Saftkompositionen sind nicht nur bei unseren Teilnehmern und Patienten beliebt, sondern überzeugen auch durch ihre besondere Verträglichkeit und die Fülle an gesundheitsfördernden Eigenschaften. Versuchen Sie ruhig Ihre eigenen Kreationen, denken Sie dabei immer an die Grundregel: nehmen Sie immer mehr Gemüse als Obst für eine optimale Balance.

Bei speziellen Ernährungsbedürfnissen wie Fructose-Malabsorption oder Histamin-Intoleranz, gilt für Sie eine eingeschränkte Obst- bzw. Gemüseauswahl. Diese können Sie kostenlos im Bonusmaterial zum Buch (Seite 159) abrufen.

Tag 4: Basenausgleich

In Phase 2 erhöhen Sie nun die Einnahme des Basenpulvers auf 3 × 1 TL täglich bzw. 3 × 3 Basenkapseln täglich. Dadurch puffern Sie die anfallende Säurelast bestmöglich ab. Zudem nähern Sie sich bereits der eigentlichen Leberreinigung und stellen damit sicher, dass die Mineralstoffdepots wirklich gefüllt sind.

Unsere Helden

Anna fühlt sich gut

» *Sie will alles richtig machen und hält sich daher strikt an den Plan. Das Einnahmeschema für die Fastenphase hat sie sich zweimal ausgedruckt und sowohl zuhause als auch im Büro aufgehängt, sodass sie immer den Überblick behält. Anna fühlt sich richtig gut. Endlich einmal raus aus dem alten Essenstrott! Mit dem Entsafter, den sie aus dem Keller hochgeholt hat, macht es ihr richtig Spaß, ihr Obst und Gemüse selbst zu entsaften. Genial findet sie auch, dass sie trotz des Fastens keinen wirklichen Hunger verspürt und noch dazu ausreichend Energie fürs Büro und den Haushalt hat. Sie hat den Eindruck, dass ihre innere Anspannung schon jetzt ein wenig nachlässt. Die Kur bringt sie dazu, wieder mehr in ihren Körper zu spüren – und wieder mehr zu sich selbst zu finden!*

Auch bei Johannes stellt sich eine gewisse Leichtigkeit und Unbeschwertheit ein

» *In der Fastenphase gerät Johannes unerwartet in einen Zustand, den er schon länger nicht mehr verspürt hat: Er fühlt sich wieder leichter, unbeschwerter! Ursprünglich hatte er ja so seine Bedenken gehabt. Gar nichts Festes mehr essen und nur Brühe, Säfte und Tees zu sich nehmen – wie würde er da einen kompletten Tag überstehen? Doch zum Glück hat er ein paar sehr hilfreiche Tipps mit auf den Weg bekommen: Neben den richtig leckeren Säften auch viel Wasser trinken und bei Bedarf Grüntee oder Matcha-Tee als Energiekick.*

In seiner Firma geht es im Augenblick ziemlich rund, somit nutzt Johannes die freie Zeit, um für seine Mitarbeiter erreichbar zu sein. Dass er genug Energie und Konzentration dafür aufbringen kann, ist ihm sehr wichtig und er freut sich, dass das trotz des Fastens so gut klappt. Der erste Fastentag ist schneller vorüber, als er es sich jemals hätte vorstellen können. «

Einnahmeempfehlung

- Je 1 TL reines Basenpulver in 250 ml Wasser aufgelöst, dreimal täglich (vormittags, nachmittags und abends vor dem Schlafengehen) trinken.
- Falls Sie Kapseln bevorzugen, können Sie stattdessen dreimal täglich jeweils drei Basenkapseln mit 250 ml Wasser einnehmen.

Tag 4: Leberstärkung

Die Einnahmehäufigkeit der Bitterstoffe führen Sie wie gehabt weiter fort. Es erhöht sich lediglich die Menge.

Einnahmeempfehlung

- Einmal täglich 2 Tassen Hepy-Tee (Dosierung: 1 TL auf 250 ml Wasser), möglichst zwischen 13 und 15 Uhr trinken.
- Dreimal täglich Lebertinktur vor den Mahlzeiten einnehmen. 25 Tropfen Hepy-Bitter (pur oder in einem Glas Wasser, bei Bedarf mit etwas Zitronensaft).
- Alternativ zur alkoholischen Lebertinktur können Sie auch 3 Hepy-Kapseln dreimal täglich mit Wasser einnehmen.

Die Leberwickel-Siesta

Der Leberwickel ist eine äußerst angenehme Maßnahme – viele unserer Patienten behalten ihn später als Wellnessanwendung bei. Dabei machen Sie sich eine besondere Eigenschaft der Leber zunutze: Mit höherer Temperatur verstärkt sich deren Arbeitsleistung. Ist unsere Körpertemperatur um ein Grad Celsius höher als normal, kann sich die Leberleistung um bis zu 50% steigern! Eine örtliche Wärmeeinwirkung im Bereich der Leber bringt diese also richtig auf Touren.

Wenden Sie den Leberwickel am besten zwischen 13 und 15 Uhr (gemäß der Organuhr in der »leberschwachen« Zeit) an. Sollte dies nicht möglich sein, verschieben Sie den Wickel auf einen für Sie passenderen Zeitpunkt. Der wohltuende Effekt wird auch dann deutlich spürbar sein.

Schritt-für-Schritt-Anleitung für den Leberwickel

- Füllen Sie eine Wärmflasche flach mit heißem Wasser und verschließen Sie sie gut.
- Lösen Sie 1 TL Base 5 oder Basen-Salzbad in einem ½ Liter teewarmem Wasser auf.
- Tauchen Sie ein Baumwolltuch (Geschirrtuch, Stoffwindel oder kleines Handtuch) in das Wasser ein und wringen Sie es leicht aus.
- Legen Sie das feuchtwarme Tuch im Bereich der Leber (rechte Körperseite, untere Hälfte der Rippen) auf.
- Legen Sie ein trockenes Handtuch darüber.
- Legen Sie die Wärmeflasche auf das trockene Handtuch. (Achtung: kein direkter Hautkontakt mit der Wärmeflasche – Verbrennungsgefahr!)
- Bei Bedarf lässt sich der Wickel gut mit einem Baumwolltuch oder einem enganliegenden Kleidungsstück fixieren.
- Ruhen Sie mindestens 20 Minuten und bleiben Sie dabei möglichst auf der linken Körperseite liegen, um der Leber Raum zu geben.

Viele Menschen haben im Berufsalltag keine Gelegenheit, sich eine wohltuende Siesta zu gönnen. Eine gute Alternative wäre in diesem Fall, abends mit dem Leberwickel schlafen zu gehen. Die tief entspannende Wärme auf der Leber führt Sie in einen ruhigen Schlaf.

Tag 4: Intensive Darmreinigung

Die Ausscheidung wird weiter intensiviert. So erhält Ihr Darm Gelegenheit, sich gut zu reinigen. Besonders dann, wenn Ihr Stoffwechsel eher träge ist, braucht es dazu durchaus mehrere Tage – aus diesem Grund haben Sie auch schon in der Entlastungsphase damit begonnen.

Salinische Abführmittel

Während der Entlastungsphase haben Sie mit sanfter Darmanregung gestartet. Diese soll nun intensiviert werden: Erhöhen Sie dazu die Dosierung des Hydrocols. Dadurch erhöht sich auch das Wasservolumen im Darm und es können auch ältere, eingedickte Ablagerungen allmählich gelöst und ausgeschieden werden. Sollte es trotz der erhöhten Einnahmemenge nicht zu einer Entleerung kommen, nehmen Sie morgens zusätzlich eine weitere Dosis ein. Stellen Sie durch das Abführsalz ein Rumoren und Grummeln in Ihrem Bauch fest, seien Sie unbesorgt – dieses entsteht, wenn die vielen Darmschlingen, bedingt durch die vermehrte Flüssigkeit, »durchgespült« werden.

Einnahmeempfehlung

- Abends 1 EL Hydrocol in 250 ml Wasser eingerührt trinken.
- Bei Bedarf zusätzlich morgens 1 TL Abführsalz zusätzlich verwenden.
- Falls die bisherige Dosierung bereits zu regelmäßigen, eher dünnflüssigen Entleerungen geführt hat, ist der erwünschte Effekt für Sie bereits erreicht. Bleiben Sie in diesem Fall weiter unverändert bei Ihrer Anfangsdosierung!
- Sollten Sie sich mit der Einnahme von gelösten Pulvern schwertun, steht Ihnen Hydrocol auch in Kapselform zur Verfügung.

Der Einlauf

Sollten Sie zum ersten Mal mit dem Thema Einlauf konfrontiert sein, stellt sich jetzt vielleicht eine gewisse Skepsis bei Ihnen ein. Das ist völlig verständlich. Vielen Menschen geht es so, bevor sie es einfach ausprobieren. Und dann kommt meist das große Aha-Erlebnis: Der Einlauf ist überhaupt nichts Unangenehmes – ganz im Gegenteil. Er stellt eine einfache und praktische Hygienemaßnahme dar, deren vielfältige positive Wirkungen bald auch am eigenen Leib spür-

Anna

Erste Erfolgserlebnisse

» *Obwohl Einläufe für Anna etwas Neues sind, hat sie keine großen Schwierigkeiten damit. Dank des Kursvideos, in dem wirklich jedes Detail ausführlich und anschaulich erklärt wird, hat alles völlig problemlos funktioniert.*

Sie musste sich einfach auf die Waage stellen, die Neugierde war groß: Tatsächlich zeigt diese schon gut eineinhalb Kilogramm weniger an. Was für ein willkommener Nebeneffekt! Dieses erste Erfolgserlebnis gibt ihr genau den richtigen Motivationsschub. Zum ersten Mal seit langer Zeit stellt sich Zufriedenheit bei ihr ein. Ihre beiden Jungs sind ganz erstaunt über ihre gute Laune. «

bar werden. Häufig wird angenommen, dass Wassereinläufe die Darmflora negativ beeinflussen und gute Keime »herauswaschen«. Dieser Mythos wurde mittlerweile durch wissenschaftliche Untersuchungen widerlegt. Tatsächlich ist es umgekehrt: Durch das Spülen des Dickdarms verbessert sich generell das Darmmilieu, was sich wiederum positiv auf die Bakterienvielfalt auswirkt.

Schritt-für-Schritt-Anleitung für den Einlauf

- Füllen Sie den Einlaufbehälter mit Wasser. Dieses sollte etwa Körpertemperatur, also um die 37 °C haben (niemals über 40 °C!).
- Um die Restluft aus dem Schlauch zu lassen, drehen Sie jetzt den kleinen Hahn kurz auf und lassen so lange Flüssigkeit auslaufen, bis keine Luft mehr im Schlauch ist.

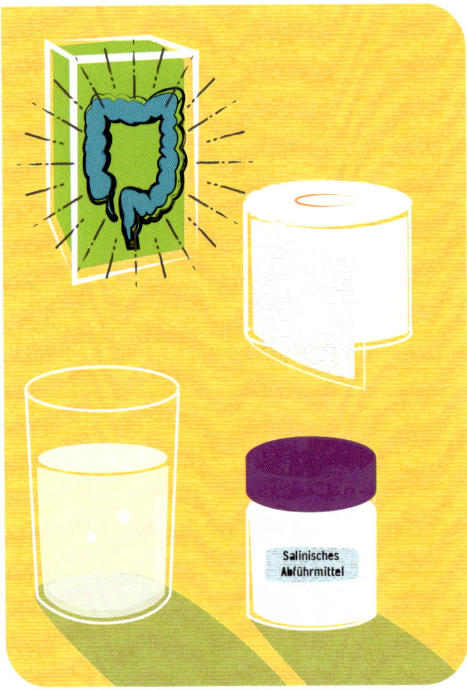

- Stecken Sie die Einlaufhilfe (etwa 40 cm lang) auf das Einlaufröhrchen und fetten Sie diese mit etwas Öl oder Creme ein, um eine bessere Gleitfähigkeit beim Einführen zu erreichen. (Zum leichteren Zusammensetzen des Einlaufgeräts können Sie den Schlauch vorher in einem heißen Wasserbad erwärmen – dadurch wird der Gummi weich und die Schlauchenden lassen sich einfach auf die vorgesehenen Anschlussstücke stecken.)
- Stellen bzw. hängen Sie das gefüllte Einlaufgefäß an einen erhöhten Ort (Waschtisch, Stuhl, Türklinke, Handtuchhaken o. Ä.).
- Legen Sie sich nun entspannt auf den Rücken oder auf die linke Seite. Sie können auch in die Knie-Ellenbogen-Lage gehen, wenn Ihnen das leichter fällt. Finden Sie einfach für sich heraus, was am besten zu Ihnen passt!
- Schieben Sie jetzt die Einlaufhilfe in den Darmausgang, so weit wie es Ihnen gut möglich ist (das gelbe Ende der Einlaufhilfe muss jedenfalls noch außen liegen), und drehen Sie den kleinen Hahn wieder auf.
- Lassen Sie nun so viel Flüssigkeit einlaufen, dass es sich für Sie gerade noch angenehm anfühlt.
- Schließen Sie jetzt den Hahn wieder – erst danach entfernen Sie die Einlaufhilfe.
- Während das Wasser idealerweise mindestens 10–15 Minuten einwirkt, können Sie den Effekt unterstützen, indem Sie Ihren Bauch sanft massieren: am besten zuerst gegen, dann im Uhrzeigersinn.
- Entleeren Sie die Flüssigkeit samt gelöstem Darminhalt auf der Toilette.

Wie viel Flüssigkeit man in den Darm einlaufen lassen kann, hängt von mehreren Faktoren ab. Ein verkrampfter oder verstopfter Darm nimmt zunächst eher wenig Flüssigkeit auf, sodass sich eventuell schon nach ganz kurzer Zeit ein großer Druck aufbaut. Das ist normal und kein Grund zur Sorge. In diesem Fall entfernen Sie den Einlaufschlauch einfach wieder (Achtung: immer vorher Ventilhahn schließen!) und gehen zur Toilette, um Ihren Darm zu entleeren. Danach beginnen Sie einfach einen neuen Durchgang.

Meist kann danach schon deutlich mehr Flüssigkeit in den Darm geleitet werden. Versuchen Sie, beim zweiten Durchgang nicht sofort beim ersten Druck auf die Toilette zu gehen, sondern warten Sie zwei bis drei Peristaltik-Schübe (Gefühl eines Stuhldrangs) ab, bevor Sie zur Entleerung eilen.

Speziell anfangs sind oft mehrere Einlaufdurchgänge empfehlenswert und erforderlich. Mehr als drei Durchgänge verbessern das Ergebnis erfahrungsgemäß aber nicht.

Anwendungsempfehlung Machen Sie einen Einlauf am Abend von Tag 4.

Darmreinigung mittels Colon-Hydro-Therapie

Eine Colon-Hydro-Behandlung ist nicht Voraussetzung für eine erfolgreiche Leberreinigung. Sollten Sie allerdings schon mit dem Gedanken spielen, diese einmal auszuprobieren, dann wäre jetzt genau der richtige Zeitpunkt dafür. Die professionelle Darmreinigung ist eine äußerst effektive Möglichkeit, Ihren Darm vor der Leberreinigung gründlich von Altlasten zu befreien und somit als Ausscheidungskanal freizumachen. Nach der Leberreinigung beschleunigt sie erheblich die Ausscheidung aller von der Leber freigesetzten Ablagerungen.

Anwendungsempfehlung Idealerweise machen Sie jeweils eine Colon-Hydro-Spülung zu Beginn der Entlastungsphase und in der Einleitungsphase. Und dann noch einmal möglichst direkt nach der Leberreinigung.

Medizinische Darmspülungen gehören bei uns zum Praxisalltag und sind fixer Bestandteil jeder Entgiftungskur.

In Österreich bleibt das Praktizieren der Colon-Hydro-Therapie ärztlichen Praxen vorbehalten. In Deutschland und in der Schweiz gibt es andere Regelungen, weshalb Sie sich im Vorfeld über die individuelle Qualifikation des Therapeuten oder der Therapeutin erkundigen sollten.

Tag 5: Der Tag der großen Leberreinigung

Durch die basische, fettreduzierte Ernährung der bisherigen Tage haben Sie Ihrer Leber eine gewisse Auszeit gegeben, um sich zu erholen. Jetzt setzen Sie den entscheidenden Reiz für dieses Organ: Mit einer gezielten Provokation bringen Sie sie dazu, belastende Stoffe schubartig auszustoßen.

Am Tag der Leberreinigung ist der Ablauf bis 15 Uhr ein Einleitungstag wie schon am Tag 4. Erst danach beginnt die eigentliche Phase 3 der Leberreinigung. Nach dem Lebertee zwischen 13 und 15 Uhr dürfen Sie jetzt nur noch Wasser und die Lebertinktur zu sich nehmen. Auch Rohkostsäfte und Basenbrühe sind ab jetzt nicht mehr erlaubt, denn nun beginnt die große Leberreinigung.

Johannes

Die einleitende Colon-Hydro-Behandlung war für ihn eine wahre Wohltat

» Zwar hatte es ihn zunächst einige Überwindung gekostet, aber seine einfühlsame und routinierte Therapeutin hat ihm dann gleich ein sicheres Gefühl vermittelt. Jetzt, wo er weiß, was auf ihn zukommt, freut er sich schon richtig auf den nächsten Behandlungstermin. Außerdem hat er so fürs erste auch die Auseinandersetzung mit dem Einlaufgerät vermeiden können.

Bis jetzt hatte Johannes seinem Gefühl nach alles gut unter Kontrolle, aber diese Hürde muss er noch nehmen – so ganz bleibt ihm die Sache mit dem Einlauf nämlich nicht erspart.

Am Vorabend der Leberreinigung ist es nun so weit. Kurz überlegt er, diesen Punkt einfach zu überspringen. Doch nachdem bisher alles so gut funktioniert hat, gibt er sich einen Ruck. Den Erfolg seiner Kur will er jetzt nicht aufs Spiel setzen! Letztendlich ist das doch alles nur eine Frage der Technik und er wurde ja auch gut instruiert. So bekommt er den Einlauf letztlich ohne Schwierigkeiten hin.

Johannes findet, nun sei ein guter Zeitpunkt, seine Frau anzurufen und von seinen Fortschritten zu erzählen. Während des Gesprächs spürt er regelrecht, wie froh Charlotte ist – schon bei seiner Abreise hat er ihr die freudige Erwartung angesehen. Auch ihr tut seine Leberkur offensichtlich gut. Wird sie in eineinhalb Wochen einen veränderten Johannes zuhause begrüßen? «

Einnahmeempfehlung

- Morgens und mittags: jeweils 25 Tropfen Hepy-Bitter pur oder in einem Glas Wasser einnehmen.
- Um 18, 20 und 21 Uhr: jeweils 25 Tropfen Hepy-Bitter pur oder in einem Glas Wasser.
- Alternativ zur Lebertinktur können Sie auch 3 Hepy-Kapseln mit Wasser einnehmen.

Darmentleerung

Alles, was in den Gallengängen festsitzt, kann die Leber nur in den Darm entleeren und zur Ausscheidung bringen. Die Darmpassage – den Dünndarm mit eingerechnet – ist insgesamt immerhin bis zu 8 Meter lang. Und diese Strecke sollte heute Nacht unbedingt frei sein!

17 Uhr: Darmentleerung Teil 1

- 2 EL Hydrocol in 250 ml Wasser eingerührt trinken.

19 Uhr: Darmentleerung Teil 2

- 2 EL Hydrocol in 250 ml Wasser einrühren und trinken (bzw. nur mehr 1 EL, wenn die flüssige Entleerung nach der ersten Gabe bereits stattgefunden hat).

Anna

Jetzt ist er also da, der große Tag

» *Anna muss sich eingestehen, dass sie nun doch ein wenig ängstlich ist. Man hört ja doch so allerhand ... Bisher ist die Kur wirklich gut verlaufen. Aber was, wenn das jetzt anders wird? Vom Video-Workshop weiß sie, dass nicht jeder Mensch gleich reagiert. Wie wird es ihr ergehen? Wird sie überhaupt schlafen können?*

Vor Nervosität kommt sie beinahe mit ihrem Einnahmeplan durcheinander. Doch dann fällt ihr zum Glück noch rechtzeitig ein, dass sie ja ab 15 Uhr nur noch Wasser zu sich nehmen darf. Dass sie sich frei genommen hat, bereut sie jetzt schon fast – die Zeit will einfach nicht vergehen!

Um ihre Gedanken wieder in den Griff zu bekommen, entscheidet Anna, sich nachmittags eine richtige Siesta zu gönnen. Das hat sie schon lange nicht mehr gemacht. Sie bereitet sich einen Leberwickel vor und legt sich warm eingepackt ins Bett.

Überrascht blinzelt sie zwei Stunden später in Richtung Uhr. Sie hatte gar nicht geplant, so lange zu schlafen, lediglich eine kleine Ruhepause sollte es sein. Und doch hat sie jetzt wirklich tief und fest geschlafen. Das muss auch mit der Fastenphase und all den anderen Maßnahmen zusammenhängen. Jetzt fühlt sie sich bis tief in die Zellen erholt und entspannt. «

- Sollten Sie sich mit der Einnahme von gelösten Pulvern schwertun, steht Ihnen Hydrocol auch in Kapselform zur Verfügung – 2 EL entsprechen dabei 12 Kapseln.

21 Uhr: Darmentleerung Teil 3 Machen Sie einen Einlauf mit Wasser, falls die Wirkung des Abführsalzes noch nicht ausreichend eingesetzt hat (dies ist allerdings eher selten der Fall).

Immer wieder stößt man auf Leberreinigungsanleitungen, bei denen das Trinken des Leberreinigungscocktails ohne jegliche Vorbereitung empfohlen wird. Diese Verfahren empfehlen wir auf keinen Fall. Schlimmstenfalls könnten Sie damit sogar eine Gallenkolik provozieren.

Provokation der Leber

Im Gegensatz zur schonenden Fettreduktion in den ersten Tagen des Reinigungsprogramms provozieren Sie nun eine starke Reaktion. Durch die Einnahme des Lebercocktails (Seite 78), initiieren Sie bewusst eine intensive Aktivierung der Leber. Diese gezielte Provokation hat zum Ziel, die Leber dazu anzuregen, eine signifikant erhöhte Menge an Gallensaft zu produzieren, um die plötzlich zugeführte Fettmenge verdauen zu können. Dieser starke Gallenfluss unterstützt wiederum den Abtransport von bereits vorhandenen Ablagerungen und Abfallstoffen aus den Gallenwegen. Dieser Reinigungsprozess ist ein zentraler Bestandteil der Leberreinigung, der die Funktion der Leber und der Gallenwege verbessert.

TAG 5

DIE GROẞE LEBERREINIGUNG

Morgen

- Bei Bedarf 1 TL Hydrocol in 250 ml Wasser auflösen und trinken.
- 25 Tropfen Hepy-Bitter oder 3 Hepy-Kapseln mit 250 ml Wasser einnehmen.
- Genießen Sie anschließend einen rohköstlichen Gemüse-Obst-Saft.

Vormittag

- 1 TL Base 5 als Pulver oder alternativ 3 Kapseln mit 250 ml Wasser einnehmen.

Mittag

- 25 Tropfen Hepy-Bitter oder 3 Hepy-Kapseln mit 250 ml Wasser einnehmen.
- Genießen Sie anschließend einen rohköstlichen Gemüse-Obst-Saft.

Nachmittag

- Trinken Sie 2 Tassen Hepy-Tee.
- Am besten gleich anschließend die Leberwickel-Siesta einlegen.

Abend

Um 17 Uhr:

- 2 EL Hydrocol mit 250 ml Wasser trinken.

Um 18, 20 & 21 Uhr:

- Jeweils 25 Tropfen Hepy-Bitter oder 3 Hepy-Kapseln mit 250 ml Wasser einnehmen.

Um 19 Uhr:

- 2 EL Hydrocol mit 250 ml Wasser trinken (wenn bereits eine flüssige Entleerung stattfand, genügt 1 EL).

Um 21 Uhr:

- Falls es noch keine ausreichende Entleerung gab (sehr selten), führen Sie jetzt einen Wassereinlauf durch.

Um 22 Uhr:

- Trinken Sie den Lebercocktail und legen Sie sich mit einem Leberwickel unverzüglich ins Bett, damit der Leberreinigungsprozess ungestört ablaufen kann.

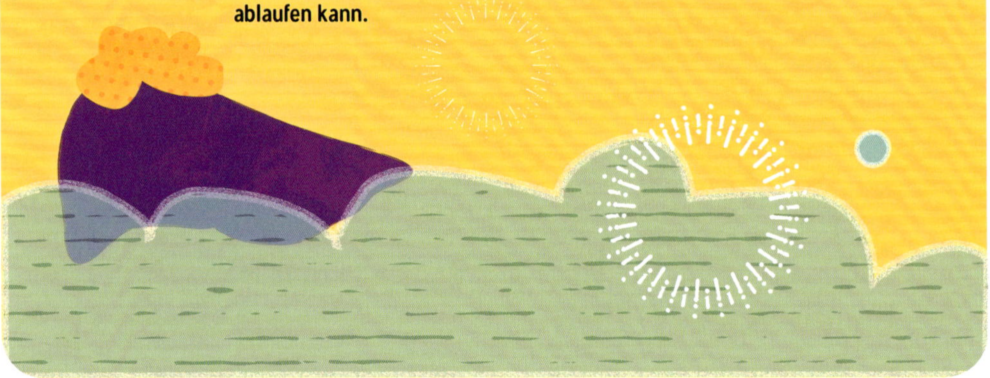

Anna

Die Leberreinigungsnacht beginnt

›› *Es ist Freitagabend und Annas Söhne sind beide mit Freunden unterwegs. So ist sie ganz für sich allein, als die Salze ihre Wirkung entfalten. Sie streckt sich zufrieden auf der Couch im Wohnzimmer aus. Heute gönnt sie sich mal einen richtig guten Film! Den unterbricht sie dann nur für ihre Toilettenrunden. Alles hat ganz gut geklappt, selbst wenn sie am Ende kaum noch etwas anderes als Wasser entleert hat. Aber sie weiß ja aus den Kursvideos, dass dies völlig in Ordnung ist. Gegen 21:30 Uhr ist es dann allmählich Zeit, sich an die Vorbereitungen für die Leberreinigungsnacht zu machen. Anna will alles griffbereit haben und auf keinen Fall noch einmal aufstehen müssen, nachdem sie den Cocktail getrunken hat.*

Um 22 Uhr trinkt sie den Lebercocktail

›› *Es ist gleich 22 Uhr, das Zusatzkissen liegt bereit, die Wärmeflasche ist aufgefüllt. Zeit für Annas Ölcocktail. Also: Augen zu und durch!*

Überraschenderweise ist der Geschmack doch gar nicht einmal so schlecht. Schnell zum Zähneputzen und dann geht es ab ins Bett. Mit dem Leberwickel hat sie ja schon Übung und so ist er mit ein paar Handgriffen angelegt. Obwohl sie sonst immer auf dem Bauch schläft, wählt sie jetzt die erhöhte Seitenlage, was ja heute Nachmittag auch schon sehr gut funktioniert hat. Mit dem vielen Öl im Magen hätte sie jetzt ohnehin nicht das Bedürfnis, sich auf den Bauch zu legen!

Um 22 Uhr zu Bett zu gehen, ist eigentlich früh für sie und noch dazu hat sie am Nachmittag tief und fest geschlafen. Von Müdigkeit ist da also erst einmal gar keine Spur. Doch aus den Kursinstruktionen weiß sie, dass es extrem wichtig ist, sich in den ersten Stunden möglichst nicht zu bewegen. So schließt sie die Augen und lässt die Gedanken kreisen …

Es ist zwei Uhr nachts, als sie aus dem Schlaf aufschreckt. Sie hat so intensiv geträumt, dass sie zunächst gar nicht so recht weiß, wo sie ist. Von Dingen und Menschen, mit denen sie schon lange nichts mehr zu tun hatte, und Situationen, an die sie sich gar nicht mehr bewusst hätte erinnern können … Ihr ist viel zu heiß unter der Decke. Weg mit dem Leberwickel! Das bringt Erleichterung und schon bald schläft sie wieder ein. ‹‹

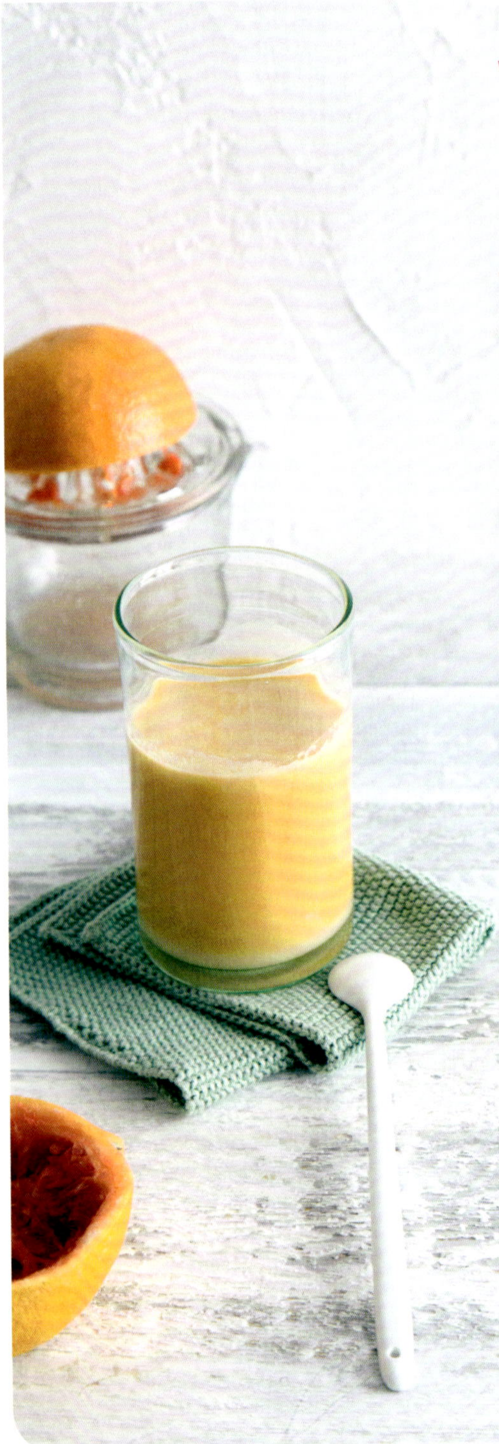

Wunderleichter Lebercocktail

Für 1 Portion
⏲ 5 Min.

180 ml Grapefruitsaft in Bio-Qualität (aus etwa 2 frischen Grapefruits entsaftet) • 120 ml Hepy-Öl (Mariendistelöl in Bio-Qualität)

- Grapefruits mit einer Zitruspresse auspressen und den Saft in ein Trinkgefäß mit mindestens 350 ml Volumen füllen.

- Hepy-Öl dazugeben, mit einem Löffel, am besten unmittelbar vor dem Trinken gleich im Glas, verquirlen (oder zum Mixen einen Shaker verwenden).

- Als Emulsion trinkt es sich ganz einfach – eben wie ein Cocktail!

Variante Sollten Sie aufgrund der Einnahme bestimmter Medikamente (Seite 155), einer Allergie oder einer Histaminintoleranz keinen Grapefruitsaft zu sich nehmen können, mixen Sie Ihren Lebercocktail stattdessen mit Johannisbeer-, Sanddorn- oder Acerola-Muttersaft.

Tipp Falls Ihnen die Konsistenz des Saftes zu dickflüssig erscheint oder der Geschmack zu intensiv ist, können Sie die Mischung einfach mit etwas Wasser verdünnen.

Verwenden Sie hochwertiges Öl

Basierend auf unserer Erfahrung empfehlen wir Mariendistelöl aus kaltgepresster Erstpressung und in Bioqualität. Das Mariendistelöl ist sehr mild und schmeckt leicht nussig. Es wirkt aufgrund des enthaltenen Silymarins zusätzlich leberstärkend und choleretisch. Im Vergleich zu Olivenöl reizt Mariendistelöl den Magen weniger und führt zu keiner Übelkeit. Von der Verwendung anderer Öle wie Leinöl oder Kokosöl raten wir ab, da sie in dieser Dosierung zu Erbrechen führen können. Die spezifischen Eigenschaften von Mariendistelöl machen es somit zu einer bevorzugten Wahl für eine schonende und effektive Unterstützung der Leberreinigung.

Grapefruitsaft

Der Grapefruitsaft enthält Bitterstoffe und besitzt zudem eine adstringierende Wirkung, wodurch die Leberreaktion noch weiter gefördert wird.

Vielleicht haben Sie schon einmal davon gehört, dass man keine Grapefruits zu sich nehmen soll, wenn man bestimmte Medikamente einnimmt. Die Grapefruit blockiert das Enzym CYP 3A4, welches in unserem Körper für die Veränderung der Wirkung von Arzneistoffen verantwortlich ist. Bestimmte Medikamente können daraufhin nicht verstoffwechselt werden. Das Ausmaß der Wechselwirkungen ist individuell und nicht vorhersehbar. Daher sollten Sie aus Sicherheitsgründen, falls Sie eines dieser Medikamente einnehmen, statt Grapefruitsaft unbedingt eine geeignete Variante für Ihren Lebercocktail (Seite 78) verwenden. Eine Auflistung der betreffenden Medikamente finden Sie im Anhang dieses Buches.

Manche Leberreinigungsanleitungen empfehlen, zuerst das Öl und erst danach den Saft zu trinken. Oder auch abwechselnd, einen Schluck Öl und dann einen Schluck Saft. Dies ist physiologisch nicht begründbar: Die große Ölmenge verweilt nämlich so lange im Magen, dass sich beide Flüssigkeiten ohnedies bereits dort vermischen. Trinken Sie den Cockatil also ruhig zügig runter.

Aufs Timing achten

Um den maximalen Effekt zu erzielen, ist auch das exakte Timing wichtig. Halten Sie die angegebenen Uhrzeiten genau ein. Bereiten Sie rechtzeitig Lebercocktail und Leberwickel vor, damit Sie dann um 22 Uhr alles griffbereit haben.

Es ist äußerst wichtig, dass Sie sofort nach dem Trinken des Lebercocktails zu Bett gehen. Ihre Leber beginnt mit Hochdruck zu arbeiten und durch den Leberwickel und die richtige Liegeposition unterstützen Sie sie dabei. Am besten liegen Sie die ganze Nacht über mit leicht erhöhtem Oberkörper auf dem Rücken oder auf der linken Seite. Nutzen Sie hierfür ein zusätzliches Kissen. Versuchen Sie, die für Sie angenehmste Position zu finden und diese dann so wenig wie möglich zu verändern.

Eventuell werden Sie während der Nacht spüren, wie intensiv Ihre Leber arbeitet. Auch wenn dies auf Kosten Ihrer Nachtruhe gehen sollte: Es ist eine Investition, die sich definitiv lohnen wird! Bitte beachten Sie, dass auch der Kreislauf instabiler als sonst sein könnte. Falls Sie in der Nacht zur Toilette müssen, stehen Sie sicherheitshalber nicht allzu abrupt auf!

Johannes

Wie sein Leberreinigungstag verlief

» *Am Tag der Leberreinigung ist Johannes so vertieft in seine Firmenangelegenheiten, dass er beinahe seinen 17-Uhr-Termin verpasst! So hat er gar keine Zeit, sich größere Gedanken zu machen, und bringt es einfach schnell hinter sich. Erst als nach einer guten Stunde dann die Wirkung einsetzt, denkt er wieder daran – und verlegt seinen Arbeitsplatz kurzerhand auf die Toilette. Irgendwie kann er sich ein Grinsen nicht verkneifen – dieses vorübergehende Home-Office hat schon irgendwie seine Vorteile! An solch entspannte Arbeitstage könnte er sich gewöhnen!*

Der Lebercocktail um 22 Uhr bereitet ihm ebenfalls keine Schwierigkeiten. Er trinkt die Mischung zügig aus und legt sich dann mit seinem Leberwickel ins Bett. Man hatte ihm versichert, dass er nach dem Trinken des Cocktails ganz bestimmt satt zu Bett gehen würde! Die genauen Instruktionen hat er schriftlich bekommen, sodass er alles Punkt für Punkt befolgen kann.

Er schläft auch sonst immer auf dem Rücken, daher legt er sich einfach nur das Extra-Kissen unter, damit Kopf und Oberkörper höher gelagert sind. Auf diese Weise lässt es sich fürs Erste definitiv aushalten! Anfangs tippt er noch ein wenig auf seinem Smartphone herum, aber er merkt bald, dass das jetzt nicht das Richtige ist. Sein Herz klopft nun deutlich stärker. Gottseidank ist ihm beim Vorbereitungsgespräch gesagt worden, dass solch eine Reaktion vorkommen und eine Weile anhalten kann, eventuell sogar verbunden mit Übelkeit. Sonst hätte er es jetzt vielleicht doch mit der Angst zu tun bekommen …

Sechs Uhr morgens – Johannes' Wecker läutet, er hat die Nacht hinter sich gebracht. Soweit er sich noch erinnern kann, ist er dann doch recht bald eingeschlafen und war lediglich etwas verschwitzt, als er aufgewacht ist. Sein Morgensalz hat er sich schon am Vorabend zurechtgestellt, worüber er jetzt richtig froh ist. Denn im Moment fühlt er sich eher wie nach einem Langstreckenlauf. Er kippt die Salzlösung hinunter und legt sich gleich noch eine Runde schlafen. «

Mögliche »Fallen« bei der Leberreinigung

Den Darm nicht ausreichend entlasten Der Dickdarm hat eine besonders wichtige Aufgabe bei der Leberreinigung: den Abtransport der Ausscheidungen. Je leerer er ist, desto besser kann er seine Funktion erfüllen. Daher gilt: Nehmen Sie am Tag der Leberreinigung ab 15 Uhr nichts mehr zu sich, was verstoffwechselt werden muss. Im Zweifelsfall, also wenn Sie das Gefühl haben, dass der Darm noch nicht gut leer ist, machen Sie gegen 21 Uhr noch einen Extra-Einlauf!

Mehr als nur Wasser trinken Am Tag der Leberreinigung besteht nach dem Lebertee nur mehr die Möglichkeit, Wasser und/oder Bittertropfen zu trinken. Denn nehmen Sie über den Nachmittag noch Saft oder Suppe zu sich, kommt Ihr Körper unter Umständen nicht richtig in den Reinigungsprozess und die Befreiung von Leberschlacken läuft nicht so optimal, wie sie es sein könnte.

Zu späte Bettruhe Nach der Einnahme des Lebercocktails dürfen nur noch Zähneputzen und Zu-Bett-Gehen auf der Tagesordnung stehen, und das wirklich unmittelbar danach! Sie sollten auch den begleitenden Leberwickel schon rechtzeitig vorher vorbereiten und sich gegebenenfalls Ihr zusätzliches Kissen griffbereit halten, sodass Sie nicht mehr aufstehen müssen. Ihr Körper braucht sofortige Ruhe, um die Leber gut arbeiten zu lassen.

Falsche Schlafposition Die ideale Schlafposition während der Leberreinigung unterscheidet sich möglicherweise von Ihren sonstigen Gewohnheiten: Am besten liegen Sie mit leicht erhöhtem Oberkörper (zusätzliches Kissen unterlegen) auf dem Rücken oder auf der linken Seite. Rechts befindet sich die Leber, und diese darf in dieser Phase keinen Druck abbekommen. Jetzt stillliegen, also möglichst keine Positionswechsel unternehmen.

»Danach« nicht ausreichend entleeren Auch wenn Ihnen morgens nach der Leberreinigung vielleicht noch ein wenig flau sein sollte und die Müdigkeit spürbar ist, dürfen Sie die Entleerungsmaßnahmen auf keinen Fall verschieben. Selbst wenn es schwerfällt, nehmen Sie unbedingt um 6 Uhr nochmals Hydrocol ein und führen Sie um 8 Uhr die Einläufe durch. Dazwischen und danach können Sie sich ohne Weiteres wieder hinlegen. Doch die Ausscheidungsprodukte müssen jetzt auch ausgeschieden werden, denn nur so kehrt rasch Ihr Wohlbefinden zurück.

Denken Sie auch daran, Ihren Wecker für den nächsten Tag auf 6 Uhr zu stellen. Wie bereits erwähnt, ist das exakte Timing wichtig!

Tag 6: Der Tag danach

Zuerst einmal: Herzlichen Glückwunsch – wenn Sie hier angekommen sind, haben Sie den anstrengenden Teil hinter sich! Jetzt ist noch wichtig, dass Sie alles, was die Leber über Nacht losgeworden ist, schnellstmöglich aus dem Körper bringen. Deshalb beginnt unser Darmreinigungsprogramm bereits um 6 Uhr morgens, zur Dickdarmzeit.

6 Uhr: Darmentleerung Teil 4

- 2 EL Hydrocol in 250 ml Wasser eingerührt trinken.
- Hydrocol steht Ihnen alternativ auch in Kapselform zur Verfügung – 2 EL entsprechen dabei 12 Kapseln.

8 Uhr: Darmentleerung Teil 5 Wasser- und Kaffee-Einlauf: Dabei soll der Großteil dessen, was die Leber ausgeschieden hat, den Körper verlassen. Wir empfehlen deshalb, mit einem Wassereinlauf zu beginnen und erst dann einen Kaffee-Einlauf folgen zu lassen. So erzielen Sie einen besonders gründlichen Effekt.

Halten Sie sich Ihren Terminplan für den Tag nach der Leberreinigung unbedingt frei: Eventuell werden Sie am Vormittag ein erhöhtes Ruhebedürfnis verspüren. Ab Mittag

TAG 6

DER TAG DANACH

Morgen

Um 6 Uhr:

- 2 EL Hydrocol in 250 ml Wasser auflösen und trinken. Danach können Sie sich gerne wieder ins Bett legen.

Um 8 Uhr:

- Starten Sie die Einlauf-Serie: zunächst ein Wassereinlauf und dann ein Kaffee-Einlauf.

Vormittag

- Wenn Sie Hunger verspüren, können Sie danach ein basisches Frühstück zu sich nehmen.
- Davor nehmen Sie 25 Tropfen Hepy-Bitter oder 3 Hepy-Kapseln mit 250 ml Wasser ein.
- 1 TL Base 5 als Pulver oder alternativ 3 Kapseln mit 250 ml Wasser einnehmen (mit ausreichend Abstand zur Mahlzeit).

Mittag

- 25 Tropfen Hepy-Bitter oder 3 Hepy-Kapseln mit 250 ml Wasser einnehmen.
- Lassen Sie sich anschließend ein basisches Mittagessen schmecken.

Nachmittag

- Trinken Sie 2 Tassen Hepy-Tee.
- Am besten gleich anschließend die Leberwickel-Siesta einlegen.

Abend

- 25 Tropfen Hepy-Bitter oder 3 Hepy-Kapseln mit 250 ml Wasser einnehmen.
- Genießen Sie danach ein basisches Abendessen.
- Vor dem Schlafengehen Base 5 in Form von 1 TL Pulver oder 3 Kapseln mit 250 ml Wasser einnehmen.

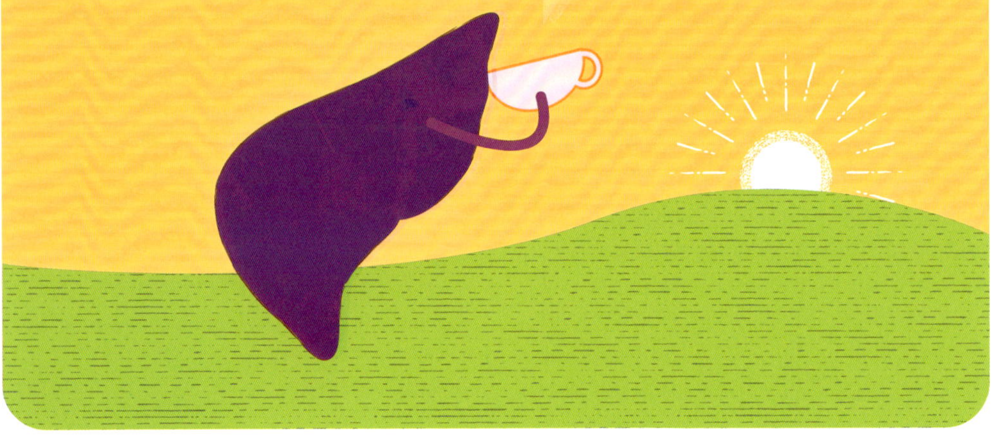

Anna

Am nächsten Morgen wird sie wach, noch bevor der Wecker klingelt

» *Zum Abschluss jetzt noch eine Salzdosis – und dann zurück ins Bett, solange der Darm es eben erlauben wird! Sie schläft auch tatsächlich wieder ein. Eine Stunde später weckt sie, wie schon erwartet, ihr Körper. Gut, dass ihr im Kurs gesagt worden ist, man solle nachts und auch noch am Morgen allzu resolutes Aufstehen vermeiden. Der Kreislauf kann da, besonders bei Frauen, schon einmal mit vorübergehendem Schwächeln reagieren. Und ja, sie spürt jetzt auch die körperlichen Anstrengungen der letzten Stunden. Ein wenig schwindelig ist ihr schon. So geht sie es besser langsam an und bewegt sich entsprechend vorsichtig ins Bad. Danach fühlt sie sich schon wesentlich besser. Da ist aber auch so einiges zum Vorschein gekommen! Mit solchen Mengen hat sie gar nicht gerechnet, nach all den vielen Stuhlentleerungen in der Vorbereitungszeit. Irgendwie schon faszinierend …*

Um 8 Uhr macht sie dann ihren ersten Kaffee-Einlauf. Anna spürt so richtig, wie tief reinigend diese Prozedur für Körper und Geist ist! Die Erinnerung an den Traum von heute Nacht ist immer noch präsent. So einige Zusammenhänge werden ihr jetzt allmählich klarer. Zum Glück ist Wochenende und gut Zeit zum Reflektieren! «

geht es dann den allermeisten bereits wieder sehr gut und die Kraft kommt zurück.

Kreislaufstütze Trinken Sie bei Kreislaufschwäche 1–2 Tassen N.R.Gi-Tee, Grüntee, Matcha bzw. Pfefferminztee oder massieren Sie etwas Pfefferminzöl an den Schläfen ein.

Der Kaffee-Einlauf

Sie fragen sich jetzt vielleicht, was ein Kaffee-Einlauf im Körper macht? Er wirkt entgiftend und reinigend, entzündungshemmend und schmerzlindernd. Nicht umsonst nennt man ihn auch die »kleine Leberreinigung« oder »Dialyse über den Darm«. Das Koffein verursacht eine Erweiterung der Gallengänge in der Leber, wodurch der Gallenfluss effektiver wird. Kaffee enthält außerdem eine Reihe von Enzymen, die stimulierend auf den Stoffwechsel wirken – und er ist in dieser Form auch ein hochwirksames Antioxidans.

Anders als beim Trinken von Kaffee werden beim Einlauf die wirksamen Stoffe (im Vordergrund stehen hier Koffein und Palmitinsäure) direkt über die Abkürzung des Pfortadersystems in die Leber transportiert. So können diese ihre Wirkung unmittelbar in der Leber entfalten, ohne die Magenschleimhäute zu reizen. Deshalb haben sogar Menschen, die Kaffee normalerweise nicht gut vertragen, beim Kaffee-Einlauf meist keine Probleme.

Für den Einlauf benötigen Sie speziellen Kaffee

Besonders beim Einlauf ist Kaffee nicht gleich Kaffee. Röststoffe sind hier unerwünscht und je länger Kaffeebohnen geröstet werden, desto mehr nimmt auch noch der Gehalt an Koffein und anderen wertvollen Inhaltsstoffen ab. Verwenden Sie daher keinen gerösteten und auch keinen entkoffeinierten Kaffee – diese haben nicht die erwünschte Wirkung. In jahrelanger Zusammenarbeit mit einem Kleinbauernprojekt in Indien haben wir unseren speziellen »Hepy-Kaffee« entwickelt, dessen sorgfältige Auswahl an Kaffeebohnen in einem extra hohen Gehalt an Koffein, Chlorogen- und Palmitinsäure resultiert. Es handelt sich dabei um einen grün-goldenen, fair gehandelten Kaffee aus biologischem Anbau mit grobem Mahlgrad, der für ein schnelles und leichtes Zubereiten optimiert wurde.

Wenn Sie sensibel auf Koffein reagieren, raten wir, mit maximal halber Dosis und geringer Einlaufdauer zu starten und erst bei guter Verträglichkeit Dosis und Dauer allmählich zu steigern.

Zubereitung des Einlauf-Kaffees

Kochen Sie einen ½ Liter Trinkwasser mit 2 EL Hepy-Kaffee auf und lassen Sie das Ganze etwa 10 Minuten leicht köcheln. Nehmen Sie den Kaffee vom Herd, gießen Sie ihn durch ein Küchensieb und verdünnen Sie ihn mit kaltem Trinkwasser auf etwa 1 Liter. Die Einlaufflüssigkeit sollte etwa Körpertemperatur haben (auf keinen Fall wärmer als 40°C!).

So funktioniert der Kaffee-Einlauf

Füllen Sie den vorbereiteten Einlaufkaffee in den Einlaufbehälter und führen Sie den Einlauf wie gewohnt durch. Versuchen Sie dabei, die Flüssigkeit etwa 10 bis 15 Minuten zu halten. Auf diese Weise nutzen Sie die besondere Sensibilität der Venenpolster rund um den Mastdarm, um die gelösten Substanzen des Kaffees über den Pfortaderkreislauf direkt in die Leber zu bringen. Die Aufnahme der speziellen Wirkstoffe erfolgt ausgesprochen schnell.

Da die vollständige (im Körper enthaltene) Blutmenge alle drei bis vier Minuten durch unsere Leber fließt, kommen auch die über den Einlauf aufgenommenen Wirkstoffe binnen kürzester Zeit in der Leber zum Einsatz. Sollte es Ihnen also schwerfallen, die Flüssigkeit lange zu halten, orientieren Sie sich gedanklich an diesem drei- bis vierminütigen Zyklus. Sind ein oder zwei Zyklen geschafft, haben Sie bereits eine entsprechende Wirkung erzielt.

Was wird ausgeschieden?

Wenn Sie erwarten, große Gallensteine in der Toilettenschüssel zu finden, müssen wir Sie enttäuschen. Mit allerhöchster Wahrscheinlichkeit sehen Sie Klumpen, aber dies sind meist keine Gallensteine. Doch was sind Gallensteine überhaupt?

Nicht alle »Steine« in der Leber sind fest

Cholesteringallensteine bestehen aus bis zu 80% Cholesterin und besitzen eine grünlich gelbe bis bräunliche Färbung. Sie bilden sich dann heran, wenn die Gallensäuren ein Zuviel an Cholesterin nicht mehr in Lösung halten können. In den Lebergallengängen bleiben die Ablagerungen weich. Liegen sie in der Gallenblase, kommt es meist zu einer

Verkalkung, wodurch sie sehr hart werden und Gallengrieß und in weiterer Folge mehrere Zentimeter große Steine bilden können. Entzündungen der Gallenblase entstehen so gut wie immer durch Steine mit einem sehr hohen Cholesteringehalt.

Pigmentsteine bestehen im Wesentlichen aus Bilirubin, einem Abfallprodukt aus dem Abbau von roten Blutkörperchen, und besitzen eine braune, rote oder schwarze Farbe. Der Anteil der enthaltenen Kalziumsalze bestimmt auch hier, wie hart oder weich diese Steine sind. Pigmentsteine enthalten weniger als 20 % Cholesterin. Sie entstehen, wenn die Konzentration des Bilirubins, das auch den Gallenfarbstoff bildet, zu hoch ist.

Große harte Steine, die sich bereits in der Gallenblase befinden, kommen dort meist nicht mehr heraus. Dazu ist der Durchmesser des in den Darm führenden Gallengangs zu klein. Auch wenn wir diesbezüglich in unserer Praxis im Laufe der Jahre schon Erstaunliches erlebt haben, ist solch eine Erwartungshaltung allgemein eher unrealistisch.

Was sind denn nun die ausgeschiedenen erbsengroßen Kügelchen?

Kritiker der Leberreinigung betonen immer wieder, dass die erbsengroßen Ausscheidungen nicht aus der Gallenblase stammen – womit sie größtenteils auch recht haben, denn dazu sind die Ausscheidungsprodukte meist viel zu weich. Vereinzelt kann man zwar auch harte Bestandteile beobachten, dies ist jedoch nicht die Regel.

Außer Frage steht, dass durch die zuvor eingenommene große Ölmenge Verseifungen entstehen, die ebenfalls mit ausgeschieden werden. Über die chemische Zusammensetzung der Ausscheidungen lässt sich sehr gut differenzieren, wo diese ihren Ursprung haben: Ist Cholesterin ein Bestandteil, so kann man davon ausgehen, dass dies definitiv aus der Leber stammt. Ein hoher Anteil von Pankreasenzym jedoch lässt sich als Reaktion auf die zugeführte Ölmenge erklären. Reihen von Laboruntersuchungen ergaben in diesem Zusammenhang eindeutig, dass viele Ausscheidungen tatsächliche, direkte Leberreinigungsprodukte sind.

Was auch noch bedacht werden sollte: Die Gallengänge der Leber sind teilweise so dünn wie ein Haar. Erbsengroße Ausscheidungen haben sich sicher nicht in dieser Form in der Leber befunden. Wir können davon ausgehen, dass sich diese größeren Klumpen erst im Laufe der Darmpassage gebildet haben.

Die Leberreinigung bewegt sehr viel – nur eben oft nicht das, was die meisten für offensichtlich halten. Nicht alles, was die Leber belastet, ist fest und frei sichtbar – wie etwa ein Gallenstein. Deshalb macht es keinen Sinn, den Erfolg einer Leberreinigung ausschließlich an der Menge der ausgeschiedenen Klumpen zu messen. Es löst sich vieles, was uns belastet, was uns krank macht. Und nicht unbedingt alles davon ist auch mit bloßem Auge zu erkennen.

Auch wenn Sie vielleicht keine auffallend großen Mengen an Ausscheidungen festgestellt haben sollten, bedeutet das nicht, dass Ihre Leberreinigung weniger erfolgreich verlaufen ist. Gradmesser für den Erfolg einer Leberreinigung sind einzig und allein die positiven Effekte auf Ihren Stoffwechsel, die sich danach zeigen werden.

Unsere Helden

Johannes

Am Vormittag hat Johannes seinen zweiten Termin für die Colon-Hydro-Behandlung. Zuvor bereitet er sich eine große Tasse N.R.Gi-Tee zu. Der wirkt so richtig belebend und er trinkt ihn mit Genuss. Hunger hat er definitiv noch keinen – auch kein Wunder nach der großen Menge Öl in seinem Abendcocktail, das waren ja dann doch einige Kalorien!
Kaum hat Johannes die medizinische Darmspülung hinter sich, kommt sogleich auch der Appetit zurück. Er freut sich auf eines der leckeren Gerichte für die Nachbereitungsphase.

Anna

Am Vormittag hat sich Anna noch einmal schlafen gelegt und mittlerweile fühlt sie sich wirklich gut. Allmählich kommt der Appetit auch wieder. In Ruhe kocht sie für sich und die Söhne ein leichtes, basisches Mittagessen, das sie dann gemeinsam genießen. So gut hat ihr schon lange nichts mehr geschmeckt!

Der Blutdruck-Check am Nachmittag bringt erfreulich niedrige Werte, ein weiteres kleines Erfolgserlebnis!

Basisch essen

Den richtigen Zeitpunkt, nach der Leberreinigung wieder etwas zu sich zu nehmen, gibt Ihnen Ihr Körper vor. Sollten Sie also bereits am Morgen nach der »Lebernacht« Appetit haben: Ab sofort verdoppelt sich Ihre Auswahl an Frühstücksvarianten! Sie können beim Frühstück sowohl auf die bereits bekannten Rezepte der Entlastungsphase zurückgreifen als auch schon einmal etwas Neues aus der Nachbereitungsphase probieren. Vielleicht nehmen Sie auch noch einen Rohkostsaft zu sich – oder Sie lassen das Frühstück einfach ausfallen und beginnen erst zu Mittag mit dem Essen.

Ihre Ernährung während der Entlastungsphase war zwar auch basisch, aber – zweckentsprechend – eiweiß- und fettreduziert. Das ist jetzt für Ihre Alltagsernährung nicht mehr sinnvoll. Entsprechend sind, was Mittag- und Abendessen betrifft, die Rezepte der Nachbereitungsphase jetzt für Sie geeigneter.

Ab Tag 7: Nachbereitungsphase

Ebenso wie die gute Vorbereitung ist auch die sorgsame Nachbereitung immens wichtig für ein erfolgreiches und nachhaltiges Ergebnis. In dieser Zeit geben Sie Ihrem Körper weiterhin Gelegenheit, gut zu entgiften, und unterstützen ihn dabei mit basenreicher Kost und leberstärkenden Maßnahmen. Wenn Sie sich dabei wohlfühlen, können Sie in dieser Phase problemlos auch zwei oder mehr Wochen verbleiben.

Basenreiche Aufbaukost

Für mindestens eine Woche sollten Sie sich weiter basenüberschüssig ernähren. Eine reiche Auswahl an Rezepten finden Sie im Rezeptteil dieses Buches. Auch die Gerichte aus der Entlastungsphase sind dafür prinzipiell geeignet. Beachten Sie aber bitte, dass die Fett- und Eiweißreduktion, die in der Vorbereitung zur Leberreinigung sehr wichtig war, wie bereits erwähnt, nun nicht mehr sinnvoll ist.

Die in diesem Buch enthaltenen Rezepte sind kalorisch auf eine Person mit einem Normalgewicht von etwa 60 kg und einer moderaten Bewegungsintensität – typischerweise bei einer sitzenden Tätigkeit wie Schreibtischarbeit – abgestimmt. Sollten Sie feststellen, dass Sie bei diesen Portionsgrößen noch Hunger verspüren, empfehlen wir Ihnen, die Mengen entsprechend Ihrem individuellen Bedürfnis um bis zu 25 % zu erhöhen und/oder drei Mahlzeiten täglich einzuhalten. Fühlen Sie sich hingegen zu satt, können Sie entweder zu zwei Mahlzeiten pro Tag übergehen oder die Portionsgrößen Ihrer Mahlzeiten reduzieren. Das Wichtigste ist, auf die Signale Ihres Körpers zu hören und die Nahrungsaufnahme entsprechend anzupassen, um ein optimales Wohlbefinden zu erzielen.

Basenpulver

Durch die fortgesetzte Einnahme von Mineralstoffen gleichen Sie weiterhin Ihre Säurelast aus. Damit helfen Sie Ihrem Körper, ein gutes Gleichgewicht zu halten. Setzen Sie diese Maßnahme durchaus noch über mehrere Wochen fort!

Einnahmeempfehlung Nehmen Sie 1 TL Base 5 in 250 ml Wasser aufgelöst einmal täglich ein, am besten abends vor dem Schlafengehen, mit ausreichend Abstand zur Abendmahlzeit.

Nachhaltige Leberstärkung

Mit Bitterstoffen regen Sie die Lebertätigkeit weiterhin an. So kann Ihre Leber die verbesserte Gallenproduktion beibehalten.

Ihr täglicher Hepy-Tee zwischen 13 und 15 Uhr ist dafür ein wichtiges Kurhilfsmittel und Sie sollten ihn daher am besten für volle vier Wochen als erweiterte Leberkur fortsetzen.

Nehmen Sie auch den Hepy-Bitter zur Leberstimulierung weiter ein. Wir empfehlen Ihnen auch hier eine kurmäßige Einnahme über mehrere Wochen hinweg.

Einnahmeempfehlung

- 1–2 Tassen Hepy-Tee nachmittags zwischen 13 und 15 Uhr (Dosierung: 1 TL Lebertee auf 250 ml Wasser)
- 25 Tropfen Hepy-Bitter jeweils vor den Mahlzeiten pur oder in einem Glas Wasser, bei Bedarf mit etwas Zitronensaft
- Alternativ zur Lebertinktur können Sie auch 3 Hepy-Kapseln vor den Mahlzeiten mit Wasser einnehmen.

Ihr Körper braucht diese Bitterstoffe nicht nur für zwei Wochen, sondern im Grunde tagtäglich. Machen Sie es sich daher zur guten Gewohnheit, immer ein Fläschchen Hepy-Bitter oder Hepy-Kapseln dabeizuhaben, ob zuhause oder am Arbeitsplatz neben Ihrem Wasserkrug. So werden Sie regelmäßig an die Einnahme erinnert.

AB TAG 7

NACHBEREITUNGSPHASE

Diese Phase sollte mindestens 7 Tage dauern – sie kann aber auch gerne auf 2 Wochen ausgedehnt werden. Gehen Sie dazu jeden Tag nach folgendem Schema vor:

Morgen
- Starten Sie befreit in den Tag mit einem Kaffee-Einlauf.
- 25 Tropfen Hepy-Bitter oder 3 Hepy-Kapseln mit 250 ml Wasser einnehmen.
- Genießen Sie danach ein basisches Frühstück.

Mittag
- 25 Tropfen Hepy-Bitter oder 3 Hepy-Kapseln mit 250 ml Wasser einnehmen.
- Lassen Sie sich anschließend ein basisches Mittagessen schmecken.

Nachmittag
- Trinken Sie 1–2 Tassen Hepy-Tee.

Abend
- 25 Tropfen Hepy-Bitter oder 3 Hepy-Kapseln mit 250 ml Wasser einnehmen.
- Genießen Sie danach ein basisches Abendessen.
- Vor dem Schlafengehen Base 5 in Form von 1 TL Pulver oder 3 Kapseln mit 250 ml Wasser einnehmen.

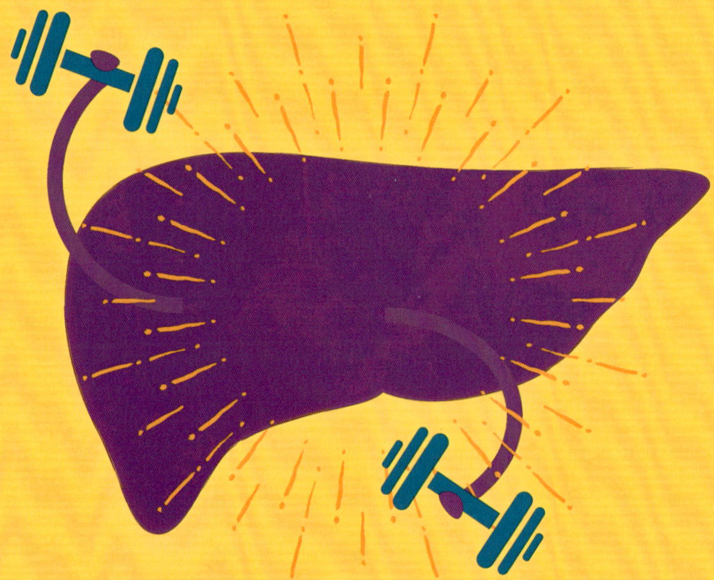

Unsere Helden

Anna fühlt sich rundum befreit

» *Am Sonntagmorgen genießt Anna ihr Frühstück. Das Essen gestern hat unglaublich gut geschmeckt und sie ist fest entschlossen, sich weiterhin an den empfohlenen Menüplan zu halten. Ganze zwei Kilo weniger auf der Waage innerhalb so kurzer Zeit sprechen schließlich für sich. Durch die vielen Rezeptvarianten wird ihr das auch bestimmt nicht schwerfallen.*

Allerdings ist Anna nicht nur körperlichen Ballast losgeworden. Es ist, als wäre eine Last von ihr abgefallen. Auch das seltsame Gefühl in ihrer Brust ist verschwunden, sodass sie endlich wieder befreit durchatmen kann. Und einige Dinge in ihrem Leben sieht sie auf einmal aus einem ganz anderen Blickwinkel.

Den Einlauf mit Kaffee hat sie als sehr angenehm wahrgenommen und er hat ein unvergleichlich leichtes, »sauberes« Gefühl hinterlassen. Zufriedenheit macht sich allmählich in Anna breit, ein innerer Frieden, der die Anspannung und den Druck der letzten Zeit in weite Ferne rücken lässt. Irgendwie fühlt es sich schon fast unwirklich an, wenn sie jetzt daran zurückdenkt, wie ungeduldig und wütend sie zuletzt gewesen ist, und das oft schon wegen Kleinigkeiten. Auch noch ein angenehmer Effekt fällt ihr auf: Das Bedürfnis nach Süßigkeiten ist vorerst einmal weg.

Sie strahlt so wie frisch verliebt

» *Am Morgen ihres ersten Arbeitstages nach der Leberreinigung kommt Anna ganz leicht und beschwingt aus dem Bett. Sie fühlt sich so energiegeladen wie schon lange nicht mehr. So geht sie ein Lied summend ins Bad – und ihre Stimmung hebt sich gleich noch mehr, als sie sich im Spiegel betrachtet. Spontan schenkt sie sich selbst ein breites Lächeln. Ja, sie sieht heute richtig gut aus! Die Haut ist frisch und rosig, die Augen sind klar und strahlen.*

Kann so eine krasse Veränderung innerhalb der paar Tage wirklich sein? Oder sieht sie sich vielleicht nur selbst mit anderen Augen? Doch auch im Lehrerzimmer fällt Annas Veränderung sofort auf. »Hab ich's doch gewusst!«, meint ihre Kollegin gleich zur Begrüßung mit einem Zwinkern. »So wie du strahlst, muss dein verlängertes Wochenende ja der Hammer gewesen sein. Du musst mir später alles erzählen!« Anna schmunzelt nur und schweigt. Als sie ihrer Kollegin in der Mittagspause statt von der erwarteten neuen Bekanntschaft über die Leberreinigung erzählt, bekommt diese ganz große Augen. Damit hätte sie nun wirklich nicht gerechnet! Aber sie will sofort mehr darüber – und am besten alles ganz genau – wissen. Denn wenn das wirklich so viel bringt …! Schon fast neidisch sieht sie Anna dabei zu, wie sie ihren Grünkohlsalat mit Avocado isst, und fragt inter-

essiert nach, als diese am Nachmittag ihren »Hepy-Bitter« einnimmt. Anna hält sich genau an ihren Aufbauplan, denn dieses gute Gefühl will sie sich so lange wie nur möglich erhalten. Kaffee-Einlauf, Bitterstoffe und Basenpulver stehen neben basenbildender Kost weiterhin auf dem Plan. Und auch die zwei Kilogramm weniger auf der Waage sind geblieben.

Auch Johannes fühlt sich beflügelt

» *Die Nachbereitungszeit ist wie im Flug vergangen – Johannes ist wieder auf dem Weg nach Hause. Das neue, leichtere Körpergefühl beflügelt ihn richtiggehend. Was ihm enorm hilft, sich weiterhin so gut zu fühlen, sind die unterstützenden Hilfsmittel. Die Lebertropfen, die er regelmäßig vor dem Essen einnimmt, und vor allem auch das abendliche Basenpulver. Mit den Erfahrungen der letzten Tage ist ihm klar geworden, wie viel besser man sich mit kleinen, aber regelmäßigen Maßnahmen schon fühlen kann. Mit Gewohnheiten und Routinen tut er sich ohnehin leicht, und so hat er das alles jetzt schon ganz gut verinnerlicht. Was auch geholfen hat, war, dass seine Frau ihn telefonisch immer motiviert hat, dranzubleiben.*

Die Arbeit in der Firma ruft, und endlich wird es wieder richtig Spaß machen. Allerdings hat Johannes inzwischen das Gefühl, dass sich seine Prioritäten nun etwas verschieben könnten. Während seiner zweiwöchigen Abwesenheit ist ihm am Ende klar geworden, dass sein Team auch mal ganz gut ohne ihn auskommt und längst nicht mehr alles von ihm allein abhängt. Seine Mitarbeiter sind nach der ersten Woche mit der neuen Verantwortung erstaunlich gut zurechtgekommen.

Er nimmt sich vor, sich in Zukunft wieder etwas mehr Zeit für sich und seine Frau freizuhalten – den finanziellen Erfolg könnten sie schließlich durchaus mehr gemeinsam genießen, findet er. Johannes sieht ein, dass seine Ehe sicherlich sehr darunter gelitten hat, dass er Charlotte immer mehr alleingelassen hat, statt für sie da zu sein – schließlich ist ihm ja nicht entgangen, wie schlecht sie sich fühlte. Das will er auf jeden Fall nachholen. Er freut sich schon sehr auf das Wiedersehen mit seiner Frau, denn er hat sie schon ziemlich vermisst.

Aber auch auf körperlicher Ebene hat sich sehr viel getan: Sein Darm hat sich beruhigt und er schläft jetzt deutlich besser, ganz ohne Schlafmittel! Sogar die Knieschmerzen haben nachgelassen, sodass sich Johannes jetzt wieder viel beweglicher fühlt und optimistisch ist, dies auch ohne Operation hinzubekommen.

Johannes will auf jeden Fall dranbleiben. Er nimmt auch noch einen Vorrat der Lebertropfen und des Basenpulvers mit nach Hause. Wer weiß, vielleicht will Charlotte es ja doch auch mal probieren. «

Plan B: Die »milde« Leberreinigung

Wenn Sie dieses Buch bis hierher sorgfältig studiert haben und sich trotzdem fragen, ob der vorgestellte Reinigungsprozess vielleicht zu intensiv für Ihre aktuelle Situation ist, können wir Ihnen eine entspannte Alternative anbieten: unsere »milde« Leberreinigung.

Diese Option erlaubt es Ihnen, die intensive Phase der Leberreinigungsnacht wegzulassen und auf diese Weise einen dreiphasigen, sanfteren Reinigungsprozess zu wählen. Die drei verbleibenden Abschnitte dieser Kur sind sorgfältig konzipiert und effektiv genug, um einen spürbaren regenerativen Effekt auf Ihre Leber zu bewirken.

Befolgen Sie die drei Phasen gemäß den Anweisungen und Dosierungsempfehlungen und vollziehen Sie den zweiten Tag der Einleitungsphase vollkommen gleich wie den ersten – danach gehen Sie direkt in die Nachbereitungszeit über.

Viele unserer Patienten erzielen auch mit dieser reduzierten Form der Leberreinigung erstaunliche Erfolge. Die regelmäßige Durchführung, etwa zweimal im Jahr, wird Ihre Leberfunktion und Ihr allgemeines Wohlbefinden deutlich verbessern.

Es spricht nichts dagegen, für den Anfang einmal mit der »milden« Leberreinigung zu starten, um ein besseres Gefühl für die Prozesse zu entwickeln und einzuschätzen, wie Ihr Körper darauf reagiert. Später können Sie dann entscheiden, ob Sie das nächste Mal den gesamten Prozess durchführen möchten.

Regelmäßiger Kaffee-Einlauf

Bestimmt haben Sie im Verlauf des Programms bereits gespürt, welches Potenzial im Kaffee-Einlauf steckt. Wir empfehlen Ihnen, diese »kleine Leberreinigung« für weitere sieben Tage einmal täglich (am besten morgens) beizubehalten. Diese einfache Maßnahme stellt sicher, dass Ihre Gallengänge auch weiterhin frei und durchgängig bleiben.

Anwendungsempfehlung Einmal täglich morgens Hepy-Kaffee-Einlauf, für eine Woche.

Darmentleerung

Während der Nachbereitungsphase benötigen Sie kein Abführsalz mehr. Falls Sie aber bemerkt haben sollten, dass Ihnen das Hydrocol guttut und für eine regelmäßigere Entleerung des Darms sorgt, als dies sonst bei Ihnen im Alltag der Fall ist, dann behalten Sie die Einnahme besser noch eine Weile bei! Nehmen Sie weiterhin abends 1 TL zu sich – es kommt dabei zu keinem Gewöhnungseffekt.

Häufige Fragen zur Leberreinigung

Die häufigsten Fragen unserer Patienten zur Leberreinigung – und unsere Antworten dazu:

Wie oft sollte man eine Leberreinigung machen?

Eine Leberreinigungskur, die Sie gut und vollständig umsetzen, hat sehr nachhaltige Effekte, die oft monatelang spürbar sind. Wir empfehlen die Durchführung ein- bis zweimal jährlich zur Erhaltung der Gesundheit. In einzelnen Fällen können auch häufigere Reinigungen sinnvoll sein. Welche Frequenz für Sie optimal passt, lässt sich in einem persönlichen Gespräch mit genauerer Befunderhebung klären.

Ist eine Leberreinigung auch bei bestehender Fettleber möglich?

Erfreulicherweise ist es durchaus möglich, eine Fettleber durch geeignete Maßnahmen zu verbessern oder sogar rückgängig zu machen – und eine Leberreinigung kann dazu einen wesentlichen Beitrag leisten.

Neben der Leberreinigungskur selbst empfiehlt es sich allerdings, Lebensstiländerungen vorzunehmen, die nachhaltig auf die Reduktion der Fettleber abzielen. Dazu gehören Ernährungsanpassungen, regelmäßige körperliche Aktivität oder auch, falls notwendig, ein reduzierter Alkoholkonsum. Alle diese Maßnahmen entlasten die Leber und unterstützen die Regeneration des Lebergewebes. Es verblüfft uns immer wieder aufs Neue, wie gut sich die Leber unter der richtigen Pflege erneuern kann.

Die Reversibilität einer Fettleber hängt stark vom Stadium der Erkrankung und der Bereitschaft zur Umsetzung nachhaltiger Lebensstiländerungen ab. In frühen Stadien ist eine vollständige Umkehrung der Fettleber oft möglich, insbesondere wenn entschlossene Maßnahmen ergriffen werden, um die zugrunde liegenden Ursachen anzugehen.

Um den besten Ansatz für Ihre spezifische Situation zu bestimmen, empfehlen wir Ihnen, sich durch zusätzliche medizinische Expertenunterstützung noch weiteren Rückenwind zu holen.

Kann ich ohne Gallenblase eine Leberreinigung machen?

Ja, das können Sie durchaus, für die effektive Durchführung der Wunderleicht-Leberreinigung müssen Sie keine Gallenblase haben. Die Reinigung bezieht sich auf Ihren großen Stoffwechselfilter Leber, die Gallenblase ist ja lediglich ein Sammelgefäß für den von der Leber produzierten Gallensaft. Im Grunde ist eher das Gegenteil der Fall: Wenn die Gallenblase entfernt werden musste, so weist dies auf eine schon länger belastete Leber hin – und gerade dann ergibt eine Leberreinigung besonders Sinn. Sollten Sie Zweifel haben oder sollte eine sehr starke Leberbeeinträchtigung festgestellt worden sein, können Sie ebenso einen ersten sanften Einstieg ohne die Intensivphase durchführen: Auch solch eine milde Leberkur (Seite 91) kann bereits sehr nachhaltig wohltuend wirken.

Brauche ich wirklich so viel Öl im Lebercocktail?

Die von uns empfohlenen 125 ml Öl für den Lebercocktail sind unserer langjährigen Erfahrung nach für die meisten Menschen die ideale Menge. Diese Dosierung ist geeignet, Leber und Gallenblase ausreichend anzuregen und damit die Ausscheidung von alten Ablagerungen effektiv zu fördern. Neben der Menge spielen auch Auswahl und Qualität des Öls eine entscheidende Rolle bezüglich des Erfolgs und der Verträglichkeit während der Umsetzung. Kaltgepresstes Mariendistelöl in Bioqualität ist aufgrund seiner herausragenden Eigenschaften besonders geeignet, eine sanfte und angenehme Reinigungserfahrung zu einzuleiten.

Sollten Sie Bedenken hinsichtlich der Ölmenge haben oder generell sensibel auf fettige Speisen reagieren, könnte die volle

Dosis für Sie zu intensiv sein. Falls Sie allgemein bei Medikamenten oder Schmerzmitteln nur geringe Dosierungen vertragen, kann ein um bis zu ein Drittel kleinerer Lebercocktail sinnvoll sein. In diesem Fall empfehlen wir, die Öl- und Saftmenge verhältnismäßig entsprechend anzupassen.

Schädige ich nicht meine Darmflora durch die vielen Einläufe?

Entgegen manchen Spekulationen ist es nachweislich nicht möglich, Darmbakterien einfach mittels Wasserspülungen aus dem Darm zu eliminieren. Eigentlich verhält es sich umgekehrt: Einläufe und Colon-Hydro-Behandlungen befreien den Organismus von altem, oft fauligem oder gärigem Darminhalt. Dadurch helfen sie mit, den »Boden« für eine gute und gesunde Bakterienvielfalt in Ihrem Darm vorzubereiten.

Soll ich im Anschluss ein Probiotikum einnehmen?

Sollte Ihre Darmflora allgemein geschwächt sein, wäre die Nachbereitungsphase der ideale Zeitpunkt für die Einnahme eines guten Probiotikums. So können Sie die gesunde Vielfalt Ihrer Darmflora wiederaufbauen. Das verbesserte Darmmilieu und die ausgewogene Ernährung werden positiv dazu beitragen.

Kann ich die Leberreinigung auch im Rahmen einer Heilfastenkur durchführen?

Die Kombination der Leberreinigung mit unserem großen Wunderleicht-Heilfasten-Reset bietet eine extrem wirkungsvolle Möglichkeit zur Entgiftung Ihres Körpers und zur Aktivierung seiner Selbstheilungskräfte. Das Heilfasten setzt einen starken Reinigungsprozess in Gang, der durch die ergänzende Leberreinigung noch intensiviert wird. Umgekehrt bereiten die Fastentage die Leber optimal auf die Reinigung vor, wodurch die Effekte der Leberreinigung noch tiefer und umfassender wirken können.

Um eine solche Kombinationskur optimal zu erleben und erfolgreich durchzuführen, empfehlen wir allerdings dringend, sich vorerst mit beiden Methoden – dem Heilfasten sowie der Leberreinigung – einzeln vertraut zu machen. Dies gewährleistet, dass Sie bestens auf die speziellen Herausforderungen und die zu erwartenden Kurerlebnisse vorbereitet sind.

Die gleichzeitige Anwendung von Heilfasten und Leberreinigung bietet eine hervorragende Chance, den Körper grundlegend zu entgiften und ein neues Level an Vitalität zu erreichen.

Wie genau Sie beide Methoden am besten kombinieren, erfahren Sie im Bonusmaterial zur Leberreinigung (Seite 159).

Kann ich statt der Wunder-Produkte auch andere Präparate nehmen?

Natürlich. Achten Sie jedoch unbedingt darauf, dass es sich dabei möglichst um Reinsubstanzen handelt und keine unnötigen Zusatz-, Farb-, Geschmacks- und Konservierungsstoffe, Binde- oder Trennmittel enthalten sind. Bei der Auswahl an Wirkstoffen sollte größtenteils eine Übereinstimmung vorhanden sein.

Kann ich den Lebertee dauerhaft trinken?

Wir empfehlen unseren Patienten eine halbjährliche vierwöchige Anwendung als Leberkur. Grundsätzlich sollten Sie keinen Heilkräutertee über längere Zeiträume ohne Unterbrechung trinken. Es handelt sich dabei um pflanzliche Heilmittel, welche in aller Regel nur in Form von Kuranwendungen (etwa vier bis sechs Wochen) eingesetzt werden sollten.

Wo kann ich die im Buch genannten Produkte kaufen?

Alle unsere Produkte können Sie in unserem Dr. Wunder-Onlineshop bestellen (Seite 159). Einen Link zu einem Online-Kurs, in dem wir Sie mittels Video-Anleitung Schritt für Schritt durch die Wunderleicht Leberreinigung begleiten, finden Sie ebenfalls hinten im Buch (Seite 159).

Sind Basenbäder sinnvoll?

Absolut. Sie helfen Ihnen während der Kur, überschüssige Säuren aus dem Körper auszuleiten. Perfekt als 45- bis 90-minütiges Vollbad oder auch als tägliches basisches Fußbad. Auch außerhalb des Leberreinigungsprogramms empfehlen wir unseren Patienten regelmäßige Basenbäder. Unter unseren Produkten finden Sie dazu das »Dr. Wunder Basen-Salzbad« – ein spezielles Basenbadesalz mit organischem Schwefel –, welches die Entgiftung über die Haut noch zusätzlich fördert.

Wann ergibt eine Colon-Hydro-Therapie Sinn?

Besonders, wenn Ihr Darm eher zu Trägheit neigt, ist die Colon-Hydro-Therapie im Rahmen der Leberreinigung eine perfekte Möglichkeit, sich von chronischen Altlasten zu befreien und der Darmflora die Gelegenheit zu geben, zu regenerieren.

Direkt nach der Leberreinigung sorgt die Colon-Hydro-Therapie für eine schnellstmögliche Ausscheidung der freigesetzten Ablagerungen – und somit für schnelles Wohlbefinden.

Es gibt zwei ideale Zeitpunkte für Colon-Hydro-Behandlungen im Zuge Ihrer Leberkur:

4. einmal vorbereitend (Tag 2–4)
5. eine weitere Spülung möglichst direkt nach der Leberreinigungsnacht (Tag 6–8)

Ich möchte im Anschluss mit Keto weitermachen – wie am besten?

Direkt nach einer Leberreinigung den Schritt in die ketogene Ernährung zu machen, ist eine ausgezeichnete Möglichkeit, die erzielten Erfolge weiter zu verstärken und Ihre Gesundheit auf ein neues Niveau zu heben. Für ein nahtloses Überwechseln empfehlen wir unser Buch »Wunderleicht ketogen essen«. Dieses führt Sie durch eine 4-stufige Keto-Kur, die über einen Zeitraum von 5 Wochen angelegt ist. Die strukturierte Herangehensweise ist speziell darauf ausgerichtet, Ihren Körper sanft in die Ketose zu führen und gleichzeitig sicherzustellen, dass Sie alle notwendigen Nährstoffe erhalten.

Neben einer Vielzahl von köstlichen Rezepten bietet »Wunderleicht ketogen essen« wertvolle Einblicke und praktische Tipps, wie Sie diese Ernährungsweise unkompliziert in Ihren Alltag integrieren.

Die Kombination aus Leberreinigung und anschließender ketogener Ernährung ist ein kraftvolles Werkzeug, um Ihre Kerngesund-

Die Leber: Unser wichtigstes Keto-Organ

Die ketogene Ernährung fasziniert durch ihre erstaunlich vielfältigen gesundheitlichen Vorteile. Dabei nutzt unser Körper statt Zucker sogenannte Ketone als Hauptenergiequelle. Diese alternativen Energiebausteine stellen unter Abbau von Fettgewebe die kontinuierliche Versorgung unseres Körpers sicher.
Der Ketose-Stoffwechsel bringt einige großartige gesundheitliche Vorteile mit sich, wie die Hemmung von Entzündungsprozessen, Förderung der Gehirngesundheit, Abbau von Übergewicht, verbesserten Schlaf, Krebsvorsorge und Anti-Aging. Chronische Schmerzen werden reduziert, Blutdruckwerte sinken, Blutzuckerwerte normalisieren sich und selbst Allergiesymptome lassen nach.
Wenn man all dies liest, möchte man doch am liebsten gleich einmal die ketogene Ernährung ausprobieren! Da ist es gut zu wissen, dass unsere Ketonkörper fast ausschließlich in der Leber produziert werden. Dieser Prozess erfordert natürlich eine gesunde Leberfunktion.
Wenn Sie nun die Vorteile des Ketose-Stoffwechsels für sich ausprobieren möchten, ist eine vorbereitende Leber-Detox-Kur in doppelter Hinsicht sinnvoll. Eine beeinträchtigte Leberfunktion kann die Produktion von Ketonkörpern verlangsamen und somit den Übergang in die Ketose erschweren oder sogar verhindern. Eine fitte Leber hingegen kommt mit solch einer Umstellung ohne Weiteres zurecht. Zudem profitiert die gesamte Verdauung, insbesondere die Verarbeitung von Fetten, von einer leistungsfähigen Leber – ein unschätzbarer Vorteil bei der fettreichen ketogenen Diät.

heit zu verbessern und ein neues Level an Vitalität zu erreichen.

Darf ich während der Leberreinigungskur Sport machen?

Ja, natürlich. Wir empfehlen lediglich, an den Tagen unmittelbar vor und nach der Leberreinigung keine Trainingseinheiten einzuplanen. Speziell am Morgen nach der Reinigung haben die meisten eher noch ein Bedürfnis nach Ruhe als nach körperlicher Aktivität. Abgesehen von diesen beiden Tagen sollte es aber kein Problem sein, Ihrem gewohnten Trainingsprogramm nachzugehen.

Was tun bei Fructose-Malabsorption oder Histamin-Intoleranz?

Falls Sie unter Fructose-Malabsorption und/oder Histamin-Intoleranz leiden, können Sie dennoch gut eine Leberreinigung durchführen. Beachten Sie dazu vor allem auch unser spezielles Bonusmaterial zum Buch (Seite 159).

Hilft die Leberreinigung auch bei Schwermetallbelastung?

Schwermetalle werden bevorzugt in Leber, Nieren, Gehirn, Binde- und Nervengewebe eingelagert und sollten als Ursache von Krankheitssymptomen immer mitberücksichtigt werden. Erhöht sich die Entgiftungskapazität der Leber, wird auch die körpereigene Entsorgung von toxischen Stoffen wieder effizienter ablaufen.

Sie können die Ausscheidung von Schwermetallen auch während Ihrer Leberkur mit zusätzlichen Mitteln wie Klinoptilolith-Zeolith, Heilerde, Chlorella, Koriander, Bärlauch etc. positiv unterstützen. Besteht jedoch eine nachweisliche, gravierende Vergiftung, dann empfehlen wir Ihnen eine medizinische Ausleitungstherapie, wie wir sie in unserer Praxis mit unseren Patienten regelmäßig durchführen.

Kann ich mit Homöopathie meine Leberkur unterstützen?

Ja, auch das ist gut möglich. Homöopathische Arzneien wirken auf der feinstofflichen Ebene und richtig gewählt, können sie die Regeneration der Leber auf vielschichtige Weise positiv beeinflussen. Allerdings benötigt nicht jeder Mensch dasselbe homöopathische Mittel zur Leberunterstützung. Die klassische Homöopathie ist sehr komplex und behandelt nicht nur ein einzelnes Organ, sondern den ganzen Menschen. Darin steckt ihr großes Potenzial.

> Als Leserin oder Leser unseres Buches möchten wir Sie darüber hinaus bei der Durchführung der Leberreinigung mit einigen zusätzlichen Informationen, Dokumenten und Downloads unterstützen. Diese stellen wir Ihnen unter dem Link in unseren Empfehlungen am Ende des Buchs (Seite 159) kostenlos zur Verfügung.

Dennoch gibt es einige sehr bewährte »Lebermittel«, die sich über die Zeit herauskristallisiert haben und immer wieder mit erfreulich guten Ergebnissen eingesetzt werden.

Muss ich in der Nachbereitungsphase drei Mahlzeiten täglich essen?

Die Tatsache, dass unsere Rezeptsammlung Anregungen für drei Mahlzeiten am Tag bietet, bedeutet nicht, dass Sie während der Nachbereitungszeit zwingend drei Mahlzeiten täglich zu sich nehmen müssen. Vertrauen Sie stattdessen ganz auf Ihr Bauchgefühl und entscheiden Sie individuell, was für Sie am besten passt. Sie haben die Möglichkeit, Elemente der Saftmahlzeiten, die während des Kurzzeitfastens empfohlen werden, in Ihren Alltag zu integrieren. So können Sie beispielsweise das Frühstück durch einen frisch gepressten Saft ersetzen. Ebenso ist die Basenbrühe eine hervorragende Option, um ein Abendessen zu ersetzen. Hören Sie auf die Signale Ihres Körpers und passen Sie Ihre Ernährung flexibel an Ihre Bedürfnisse an.

Kann ich diese Form der Leberreinigung auch unter Begleitung durchführen?

Ja, die Durchführung einer Leberreinigung unter professioneller persönlicher Begleitung kann auf mehrere Weisen erfolgen, um den unterschiedlichen Bedürfnissen und Vorlieben gerecht zu werden.

Eine ambulante 2- bis 3-wöchige Intensivkur unter medizinischer Leitung in der Praxis Wunder in Graz umfasst neben der eigentlichen Leberreinigung auch begleitende Colon-Hydro-Behandlungen sowie Basen- und Mikronährstoffinfusionen, um den Reinigungsprozess optimal zu unterstützen und zu intensivieren.

Darüber hinaus besteht die Möglichkeit, an einer online begleiteten Leberreinigung im Rahmen unseres »Gesundheitsjahres« teilzunehmen. Dieses 1-jährige medizinische Mentoring-Programm beinhaltet nicht nur eine Leberreinigung im Herbst, sondern auch eine Heilfastenkur im Frühjahr. Die zusätzlichen monatlichen Mentoring-Treffen, die es den Teilnehmenden ermöglichen, ihre individuellen Fragen direkt an uns zu stellen, sind eine fantastische Gelegenheit, gemeinsam mit uns von zuhause aus eine regelrechte Körpertransformation zu vollziehen.

Möchten Sie mehr darüber erfahren, wie Sie den Grundstein für eine gesündere Leber und ein vitales Leben legen können? Zögern Sie nicht, uns zu kontaktieren – ob Sie sich für die persönliche Betreuung in unserer Praxis in Graz (Website siehe Seite 159) entscheiden oder die Annehmlichkeiten unserer Online-Programme (Seite 159) bevorzugen, wir sind bereit, Sie auf Ihrem Weg zu Ihrer Kerngesundheit zu begleiten.

So kann es weitergehen!

Viele Menschen stellen uns die Frage, wie oft solch eine Leberentgiftung eigentlich notwendig ist. Aus unserer Erfahrung empfehlen wir zwei Reinigungskuren pro Jahr, um den Körper in einem optimalen Gleichgewicht zu halten – eine im Frühjahr und eine im Herbst. Die Kontinuität ist dabei der absolute Hauptschlüssel. Langfristig bringt es Ihrem Körper deutlich mehr, über mehrere Jahre hinweg jährlich eine Leberreinigung durchzuführen, als aus anfänglicher Begeisterung gleich mehrere Kuren in einem Jahr zu absolvieren und anschließend gar keine mehr.

Beim Erlangen und Erhalten Ihrer »Kerngesundheit« geht es ja nicht nur um die Tage der Kur selbst – es ist entscheidend, auch zwischen den Kuren neue, gesunde Routinen zu etablieren, die Ihrem Körper guttun.

Also, wie könnte es für Sie jetzt weitergehen?

Nachbereitung x2:

Die 7-tägige Nachbereitungzeit ist ein unerlässlicher Teil der Leberreinigungskur und in ihrer Wirkung nicht zu unterschätzen. Wenn Sie die positiven Effekte dieser Phase auf Ihr Wohlbefinden spüren und sich sehr wohl damit fühlen, scheuen Sie sich nicht, die Nachbereitungstage noch um eine weitere Woche zu verlängern. Die Entscheidung, ob Sie die Kaffee-Einläufe auch in der zweiten Woche mit derselben Intensität fortsetzen, liegt dabei ganz bei Ihnen.

Basisch essen

Integrieren Sie jene Kur-Rezepte, die Ihnen besonders schmecken, auf Dauer in Ihren Alltag – damit legen Sie bereits den Grundstein für eine basenreiche Küche. Eine einfache Regel dazu: Wenn die Hälfte Ihres Mittagstellers aus Gemüse besteht, dann sind Sie auf einem guten Weg. Für weitere Anregungen werfen Sie gerne einen Blick in unsere weiteren Bücher, die allesamt eine Menge leckerer, ernährungstherapeutischer und basenorientierter Rezepte enthalten.

Vermeidung von Lebergiften

Wie Sie bereits wissen, zählen Alkohol und Fructose in übermäßigen Mengen zu den größten Risiken für Lebererkrankungen. Trinken Sie Alkohol nur zu besonderen Anlässen und konsumieren Sie Fructose nur dort, wo sie natürlich vorkommt, wie zum Beispiel in frischem Obst. Problematisch wird es meist erst, wenn Fructose in Form von zuckerhaltigen Getränken, Säften oder als versteckter Zucker in verarbeiteten Lebensmitteln konsumiert wird. Beachten Sie bitte auch, dass die Einnahme von Medikamenten die Leber belastet. Es ist ratsam, den Medikamentenkonsum so gering wie möglich zu halten, um die Lebergesundheit zu schützen.

Basenausgleich

Die Leber profitiert von einem gut basischen Milieu im oberen Verdauungstrakt. Das Trinken von Basentees und die Einnahme von Basenpulver oder -kapseln sind hilfreiche Maßnahmen, um täglich etwas für Ihre Leber und das Säure-Basen-Gleichgewicht zu tun.

Bitterstoffe

Bitterstoffe stärken Ihre Leber, nicht nur während der Kur. Geben Sie ihr täglich solch einen unterstützenden »Kick«, entweder durch bittere Lebensmittel oder durch die Einnahme spezieller Bitterstoffpräparate wie den Hepy-Tee, den Hepy-Bitter oder die Hepy-Kapseln.

Darmstimulation

Die »Wunderleicht Leberreinigung« ist immer zugleich auch eine wohltuende Darmentlastung – danach funktioniert die Verdauung meist besser als vorher. Falls Sie jedoch bemerken, dass Sie die anregende Wirkung von Hydrocol nach Abschluss Ihrer Leberkur vermissen, spricht auch nichts gegen eine länger dauernde Anwendung – die Einnahme von Hydrocol führt zu keiner Gewöhnung. Für viele Menschen mit generell eher träger Verdauung ist es hilfreich, weiterhin täglich ½–1 TL einzunehmen. Es behält auch bei langfristiger Nutzung seine unterstützende Funktion, ohne dass die Wirksamkeit nachlässt.

Fasten

Das zweitägige Kurzzeitfasten, integriert als Phase 2 unserer Leberkur, hat Ihnen einen ersten Einstieg in die Welt des Fastens ermöglicht. Heilfasten zählt zu den wirkungsvollsten therapeutischen Ansätzen, um die Selbstheilungskräfte des Körpers zu aktivieren und kraftvolle Entgiftungsprozesse zu initiieren. Für tiefergehende Fastenerfahrungen empfehlen wir unser Buch »Wunderleicht Fasten«. Es führt Sie in verschiedene Fastenmethoden ein: Intervallfasten, Kurzzeitfasten und einen umfassenden 30-tägigen Heilfasten-Reset, der eine Woche intensives Fasten mit drei Wochen strukturierter Aufbauzeit kombiniert. Genau wie bei der Leberreinigung bieten wir Ihnen auch dabei eine detaillierte Schritt-für-Schritt-Anleitung, die Ihnen auf dem Weg zu einem erfolgreichen Fastenerlebnis zur Seite steht.

Ketogen essen

Die ketogene Ernährung verdient hier ebenfalls Beachtung. Mit einer gereinigten Leber als optimale Basis bietet die Umstellung auf Ketose zahlreiche Vorteile (Seite 95). Die ketogene Diät ist ein hervorragendes Mittel, um nicht nur während einer zeitlich begrenzten Kur, sondern auch im täglichen Ernährungsregime heilsame Prozesse zu fördern. Falls Sie diese Ernährungsform näher kennenlernen möchten, dann ermutigen wir Sie, diesen Weg zu beschreiten. Unser Buch »Wunderleicht ketogen essen« bietet Ihnen eine detaillierte Anleitung durch vier Phasen über fünf Wochen hinweg. Es ist eine lohnende Erfahrung, die weit über die Zeit der Kur hinausreicht und tiefgreifende positive Effekte auf Ihre Gesundheit haben kann.

Persönliche Beratung

Wir hoffen, dass diese Anregungen Ihnen dabei helfen werden, den während der Leberreinigung gewonnenen Schwung in Richtung Ihrer »Kerngesundheit« mitzunehmen. Gerne laden wir Sie auch ein, sich von uns persönlich im Rahmen unseres »Wunderleicht-Gesundheitsjahres« begleiten zu lassen. Dieses Mentoring-Programm bietet Ihnen nicht nur fortlaufende Beratung und maßgeschneiderte Empfehlungen, sondern auch motivierende Einblicke und praktische Tipps, die auf Ihre persönlichen Gesundheitsziele zugeschnitten sind. Details dazu finden Sie auf unserer Webpage (Seite 159).

Unsere Helden

Hepy-End ... und was Sie sonst noch für Ihre Leber tun können!

Anna ist sehr erleichtert. Ihr Blutdruck ist wieder im Normbereich und auch die Cholesterinwerte sind gesunken. Medikamente braucht sie vorerst, wie ihr Arzt sagt, keine. Sie fühlt sich jetzt nicht mehr so machtlos. Es ist ein tolles Gefühl für sie zu wissen, dass sie auch selbst etwas für ihren Körper tun kann.

Das Leben verläuft seit der Leberreinigungskur deutlich entspannter. Ihre Stimmung ist besser und anstatt bei jeder Kleinigkeit wütend zu werden, sind ihre alte Schlagfertigkeit und Stressresistenz wieder da. Den Schulalltag meistert sie jetzt mit Lösungskompetenz und humorvollen Sprüchen, sodass sich angespannte Situationen in der Klasse oft in Gelächter auflösen.

Anna hat gelernt, von sich selbst nicht mehr zu erwarten, als sie leisten kann. Und zusätzliche Projektarbeiten übernimmt sie nur noch dann, wenn sie sich auch dafür begeistern kann. Sie fühlt sich wohl an ihrem Arbeitsplatz. Auch wenn es hin und wieder stressig wird, ist die Stimmung im Grunde gut und nichts kann das eingeschworene Lehrerteam wirklich erschüttern. Dort hat sich ihr erfolgreiches Leberreinigungs-Projekt natürlich schnell herumgesprochen. Erst kürzlich kam sie dadurch in einen interessanten Erfahrungsaustausch. Bei zwei Kolleginnen, mit denen sie bisher nicht so viel Kontakt hatte, stellte sich heraus, dass beide auch schon Leberreinigungen durchgeführt haben.

Und auch zuhause läuft es besser. Sie ist sich zwar nicht ganz sicher, woran das wirklich liegt: ob sich die anderen verändert haben oder ob es wirklich daher kommt, dass sie jetzt besser »drauf« ist?

Natürlich läuft nicht immer alles glatt – aber so ist eben das Leben!

Das tägliche Basenpulver und der regelmäßige Kaffee-Einlauf einmal pro Woche gehören inzwischen fest zu Annas Alltag. Überhaupt hat sie den Einlauf als wirksames Mittel gegen diverse Beschwerden für sich entdeckt. Kaum etwas anderes hilft bei ihr so effektiv gegen Kopfschmerzen. Neben bewussten Ruhepausen (manchmal sogar mit einem Leberwickel), nur für sich, nimmt sie sich jetzt auch wieder regelmäßig Zeit, um zum Yoga oder zu einem Tanzabend zu gehen.

Jetzt nach der Leberreinigung will sie unbedingt das Wunderleicht-Heilfasten probieren, denn jetzt, da sie solch eine starke Wirkung einmal am eigenen Leib erlebt hat, wird sie die Dinge auf keinen Fall wieder anstehen lassen. Anna hat ihr Leben wieder im Griff und so soll es auch bleiben!

Johannes und Charlotte haben eine zweite Leberreinigung gemeinsam gemacht!

»*Johannes hat inzwischen, wie er meint, eine »gesündere« Einstellung zu seiner Firma gewonnen. Seit sein körperlicher Leidensdruck von ihm abgefallen ist, ist er generell wieder entspannter. Er hat seine innere Gelassenheit wieder und fühlt sich nicht mehr gleich kritisiert und angegriffen. Seinen Vorsatz, mehr für seine Frau da zu sein, hat er seit der ersten Leberkur konsequent umgesetzt, und so haben sie nicht nur wieder zueinander gefunden, sondern eine weitere Leberreinigung ein Jahr später sogar gemeinsam durchgeführt.*

Bei Charlotte haben sich nach der gemeinsamen Kur sowohl die Kopfschmerzen als auch die depressiven Verstimmungen gelegt. Jetzt ist sie wieder so voller Lebensfreude wie früher, und wenn sie dieses gewisse Strahlen in den Augen hat, könnte sich Johannes jedes Mal neu in seine Frau verlieben.

Seit gut einem Jahr arbeitet sie nun schon in einem Museum. Der Job macht ihr großen Spaß, endlich kann sie ihre Fähigkeiten einsetzen. Auch zu ihrem Freundeskreis hat sie inzwischen wieder mehr Kontakt, denn jetzt hat auch sie immer viel zu erzählen und fühlt sich nicht mehr als Außenseiterin.

Johannes trifft sich wieder regelmäßig mit seinem besten Freund zum Tennisspielen. Seit er keine Schmerzen mehr hat, hindert ihn auch nichts mehr daran, sich gelegentlich so richtig auszupowern. Nach wie vor geht er regelmäßig zum Arzt und die Blutuntersuchungen zeigen kontinuierliche Verbesserungen seiner Werte. Er hat auch noch weiter einiges an Gewicht verloren und fühlt sich fit und kraftvoll. Endlich ist es wieder da – das Gefühl, dass er alles schaffen kann!

Jenen Kollegen, der ihn damals auf die Idee mit der Leberreinigung brachte, hat Johannes seitdem nicht mehr getroffen. Aber er hat gehört, dass dieser inzwischen einen zweiten Standort seines Unternehmens aufgebaut hat. Kurz hat er mit dem Gedanken gespielt, dem Mann auch in dieser Hinsicht nachzueifern. Aber dann hat er doch entschieden, lieber endlich die Kreuzfahrt mit Charlotte zu machen, von der sie schon so lange träumen.«

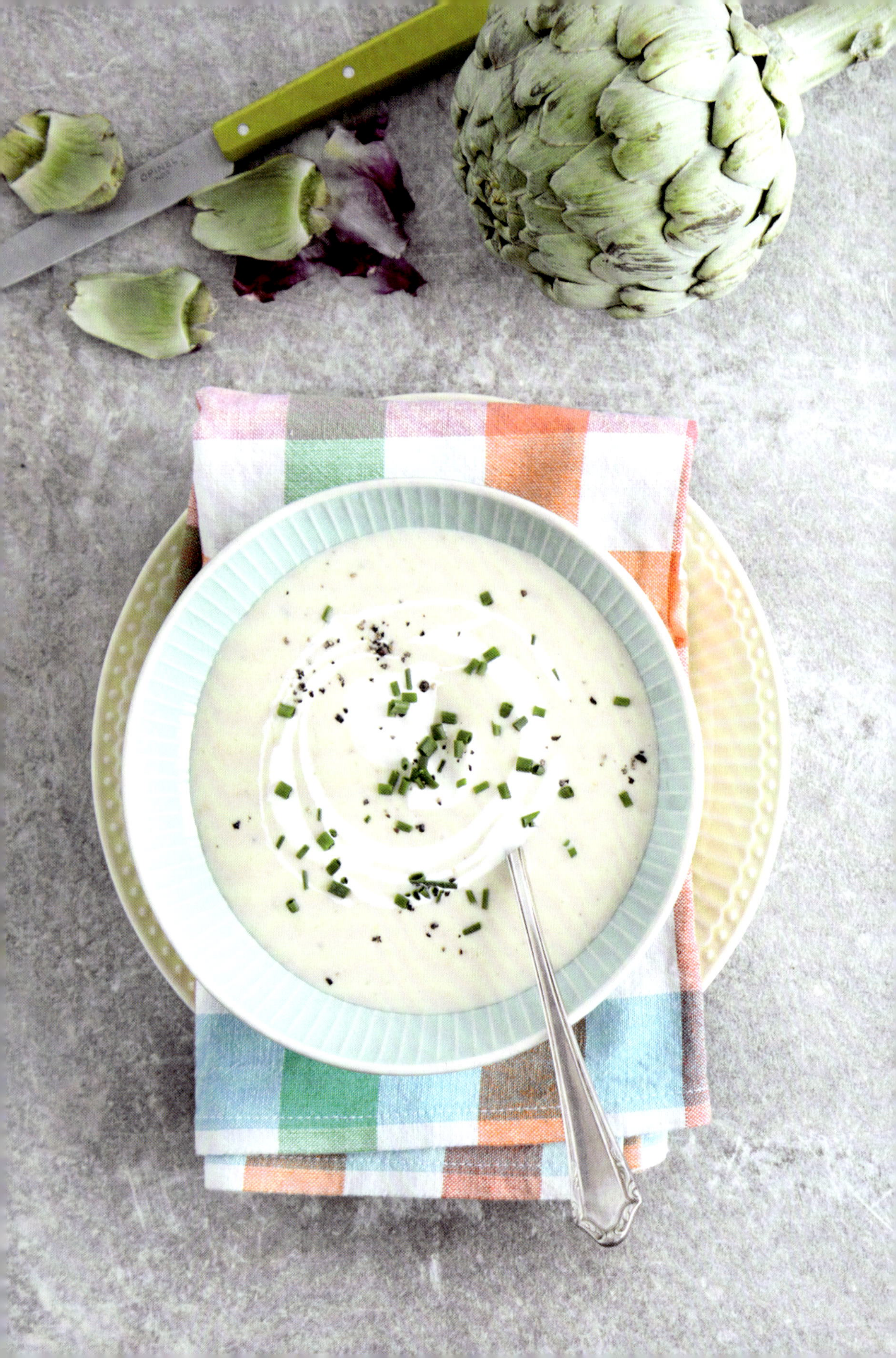
OPINEL

Rezepte:

detoxen & genießen

ENTLASTUNGS-PHASE

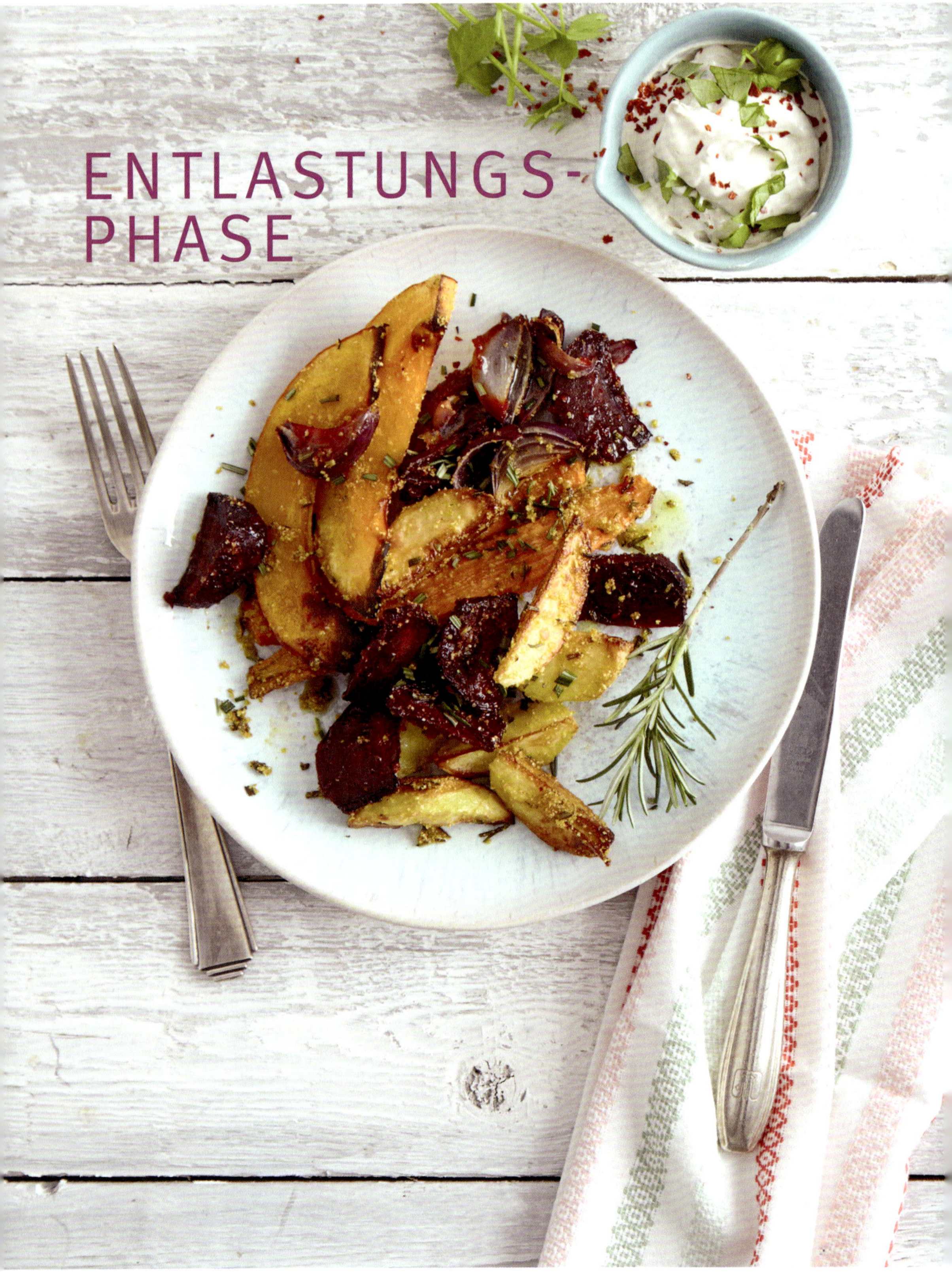

Ihren Körper optimal auf die Leberreinigung vorzubereiten bedeutet konkret eine basenreiche, vegetarische Vollwertkost, zusätzlich noch eiweißarm und fettreduziert. Dies klingt auf Anhieb jetzt vielleicht langweilig und kompliziert, aber keine Sorge: Damit Sie bei diesen ambitionierten Vorgaben nicht auf den Genuss verzichten müssen, haben wir für Sie wohlschmeckende und einfach umsetzbare Rezepte vorbereitet.

Bei den Frühstücken sollten Sie nicht zu sehr in die Vielfalt gehen. Wenn Sie für sich eine Variante gefunden haben, die Ihnen schmeckt, dann bleiben Sie dabei. Für das Mittagessen gilt im Grunde dasselbe. Doch für jene, die die Abwechslung lieben, ist in den Rezepten ebenfalls gut gesorgt!

Um am Abend zusätzlich zu entlasten, empfehlen wir generell, nur eine Basenbrühe (Seite 60) zu sich zu nehmen, besonders wenn Sie normalerweise abends eher wenig essen. Für den Fall, dass Sie hungriger sind, besteht auch die Möglichkeit, die Basenbrühe mit 2–3 EL Haferflocken, Quinoa oder einer kleinen geschabten Kartoffel zu ergänzen, um den Nährwert zu erhöhen. Sollten Sie jedoch gewohnt sein, abends mehr zu sich zu nehmen, ist eine nahrhafte Gemüsesuppe eine ausgezeichnete Alternative.

« Knuspriges Ofengemüse mit Tahin-Joghurt-Dip (Seite 118)

Feinschmecker-Hafer-Porridge mit Himbeeren

Für 1 Portion
10 Min.

4 EL Haferflocken (35 g) • 1 EL Leinsamen, geschrotet (10 g) • 100 g Himbeeren, frisch oder tiefgekühlt • 150–200 ml Wasser • 1 EL weißes Mandelmus • 1 Msp. gemahlene Vanille • 1 EL Kokosraspel • optional: 1–2 TL Reissirup oder ein anderes fructosearmes Süßungsmittel

- Haferflocken in einen Topf geben und ohne Fett kurz anschwitzen. Die geschroteten Leinsamen, die Himbeeren und das Wasser hinzufügen. Etwa 3–5 Minuten bei niedriger Temperatur köcheln lassen. Dabei immer wieder umrühren, zuletzt das weiße Mandelmus einrühren.

- Mit gemahlener Vanille und optional mit Reissirup oder einem anderen geeigneten Süßungsmittel abschmecken.

- In hübschen Schalen anrichten, mit Kokosraspeln vollenden und in Ruhe genießen.

Nährwerte pro Portion
KH 25,5 g • EW 11,0 g • F 17,9 g • 315 kcal

Chia-Pudding mit Heidelbeerpracht

Für 1 Portion
10 Min. + Quellzeit über Nacht

2 EL Chiasamen (20 g) • 150 ml Pflanzenjoghurt (z. B. aus Soja, Mandeln, Kokos, Cashews etc.), ungesüßt • 75 g Heidelbeeren, frisch oder tiefgekühlt • 1 EL Braunhirsepulver • 1 Msp. Vanille, gemahlen • 1 EL Pekannüsse (oder Walnüsse), gehackt • optional: 1–2 TL Reissirup oder ein anderes fructosearmes Süßungsmittel

- Alle Zutaten in einer Schüssel miteinander vermengen und über Nacht ansetzen (bei Bedarf zum Süßen Reissirup oder ein anderes geeignetes Süßungsmittel verwenden). Im Sommer hierfür in den Kühlschrank stellen, in den übrigen Jahreszeiten zugedeckt bei Zimmertemperatur stehen lassen.

- Am nächsten Tag in hübschen Schalen mit gehackten Pekannüssen vollenden und bei Bedarf etwas Reissirup oder ein anderes geeignetes Süßungsmittel hinzufügen und in Ruhe genießen.

Nährwerte pro Portion
KH 26,6 g • EW 10,9 g • F 25,7 g • 425 kcal

» Chia-Pudding mit Heidelbeerpracht

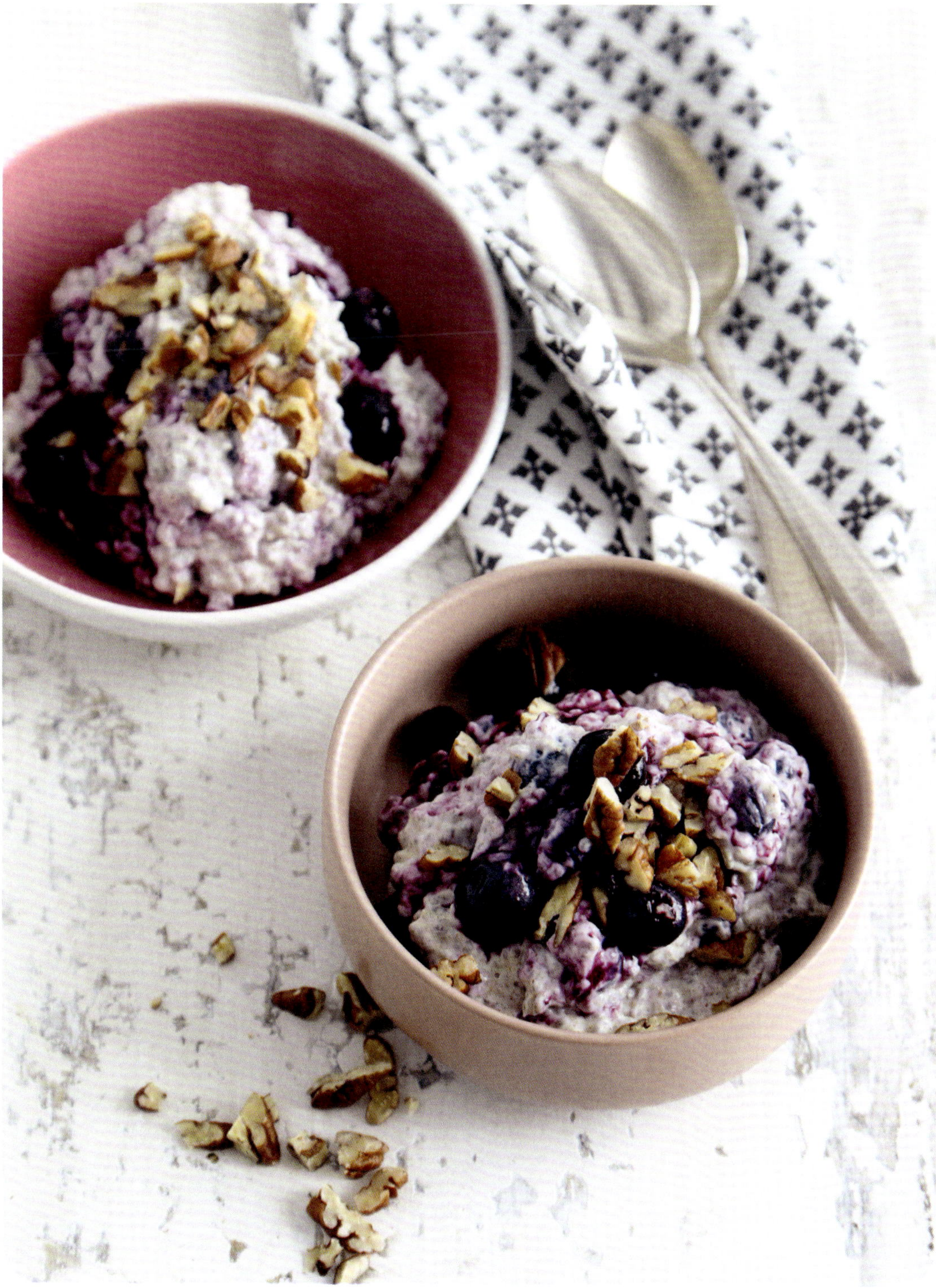

Express-Overnight Oats

Für 1 Portion
10 Min.

4 EL Haferflocken (35 g) • 1 EL Leinsamen, geschrotet (10 g) • 1 EL Walnüsse, gehackt • 1 EL Gojibeeren • 150 ml Pflanzenmilch (z. B. aus Soja, Hafer, Hirse, Mandeln, Kokos etc.), ungesüßt • ½ Kiwi (50 g) • 1 Msp. Ceylon-Zimtpulver • optional: 1–2 TL Reissirup oder ein anderes fructosearmes Süßungsmittel

• Alle trockenen Zutaten gleichmäßig vermischen und auf 2 Schalen verteilen. Mit der Pflanzenmilch aufgießen und über Nacht stehen lassen. Im Sommer in den Kühlschrank stellen, in den übrigen Jahreszeiten zugedeckt bei Zimmertemperatur stehen lassen.

• Am Morgen die Kiwi schälen, klein schneiden und auf die beiden Schalen aufteilen. Bei Bedarf etwas Reissirup oder ein anderes geeignetes Süßungsmittel hinzufügen. Mit etwas Zimt vollenden und in Ruhe genießen.

Nährwerte pro Portion
KH 41,1 g • EW 12,8 g • F 18,9 g • 395 kcal

Wohltuende Haferflockensuppe mit Karotte

Für 1 Portion
15 Min.

1 große Karotte (40 g) • 4 EL Haferflocken (35 g) • 250 ml Basenbrühe oder Wasser • 1 TL Petersilie, getrocknet • Natursalz • schwarzer Pfeffer • Petersilie, frisch

• Die Karotte raspeln. Die Haferflocken in einen Topf geben und ohne Fett kurz anschwitzen. Mit Basenbrühe oder Wasser ablöschen, die Karotte mit der getrockneten Petersilie hinzufügen und zugedeckt 5–7 Minuten köcheln lassen.

• Am Ende mit Salz und Pfeffer abschmecken. In einem hübschen Teller anrichten, am besten mit frischer Petersilie vollenden und in Ruhe genießen.

Nährwerte pro Portion
KH 22,5 g • EW 4,8 g • F 2,5 g • 140 kcal

Feine Blinis mit Kastanienakzent

Für 1 Portion (3–4 Blinis)
15 Min.

35 g Buchweizenmehl • 35 g Kastanienmehl • Natursalz • 75 ml Wasser • ½ Hühnerei • ¼ Packung Weinsteinbackpulver • 1 TL Kokosöl • optional: ein herzhafter Aufstrich oder Beerenmarmelade

- Buchweizen- und Kastanienmehl mit Backpulver und Salz vermengen und das Wasser sorgfältig mit einem Schneebesen unterrühren. Einige Minuten stehen lassen, bis der Teig zu einer dickcremigen Masse wird.

- Kokosöl in einer kleinen Pfanne erhitzen und einen Teil des Teiges mit einem großen Löffel gleichmäßig (jeweils 8–10 cm Durchmesser) darin verteilen. Nun die Hitze reduzieren und die Blinis auf beiden Seiten goldgelb braten.

- Die Blinis können pikant mit herzhaften Aufstrichen, Frischkäse oder süß mit etwas Beerenmarmelade genossen werden.

Nährwerte pro Portion
KH 52,3 g • EW 8,7 g • F 10,1 g • 335 kcal

Delikater »Leber«-Aufstrich auf Pumpernickel

Für 1 Portion
10 Min.

100 g Artischockenherzen, frisch gekocht oder in Lake • frischer Thymian • frischer Rosmarin • 5 grüne oder schwarze Oliven, entsteint • Natursalz • schwarzer Pfeffer • 1 EL Hepy-Öl (Mariendistelöl) • 1 Scheibe traditionell gebackener Pumpernickel

- Die Artischockenherzen gründlich abtropfen lassen. Die Kräuter abbrausen und die Blätter von den Stielen zupfen.

- Anschließend die Artischockenherzen mit den Oliven und den Kräutern im Blender oder mit einem Stabmixer zu einer feinen Paste pürieren. Mit Salz, Pfeffer und Mariendistelöl abschmecken.

- In einem hübschen Schälchen appetitlich anrichten, mit etwas frischem Thymian vollenden und zusammen mit einer Pumpernickelscheibe servieren.

Nährwerte pro Portion
KH 20,2 g • EW 3,8 g • F 16,9 g • 265 kcal

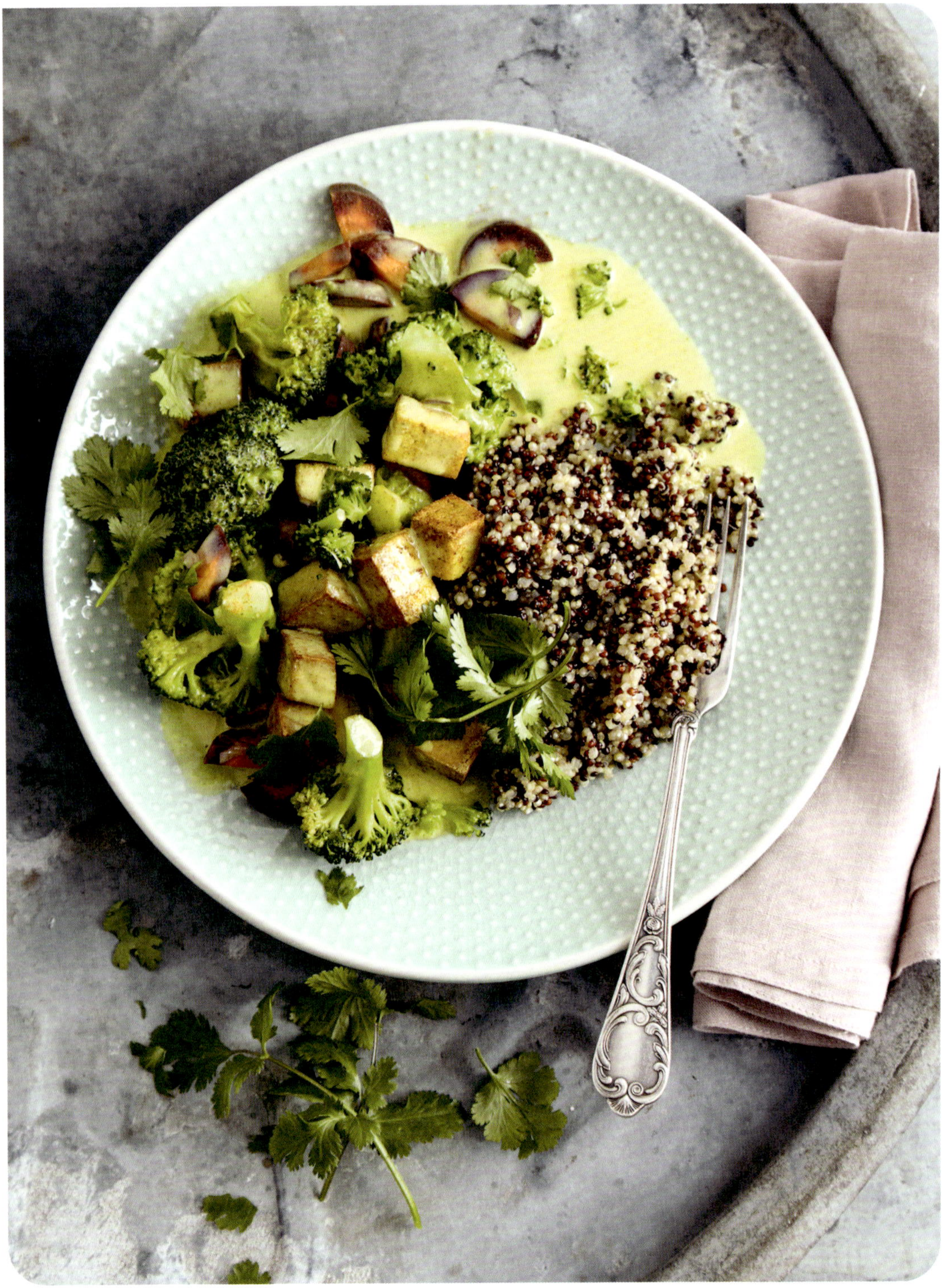

Kunterbunte Quinoa-Pfanne

Für 1 Portion
⏲ 20 Min.

70 g Quinoa (idealerweise Tricolore) • 150 ml Basenbrühe oder Wasser • 1 (violette) Karotte (40 g) • 150 g Brokkoliröschen • ½ rote Zwiebel (20 g) • 75 g fermentierter Tofu, natur oder in Paprika mariniert • 1 TL Kokosöl • 1 TL Curry-Gewürz • 50 ml Kokosmilch • Natursalz • frische Petersilie

- Quinoa in einem Sieb gut waschen. Basenbrühe oder Wasser zum Kochen bringen, Quinoa hinzufügen und ca. 15 Minuten gar köcheln lassen. Karotte längs halbieren und in Scheiben schneiden. Brokkoli in Röschen zerteilen und die rote Zwiebel würfeln. Tofu in 1–2 cm große Würfel schneiden.

- In einer Pfanne Kokosöl erhitzen und Curry-Gewürz gemeinsam mit Zwiebelwürfeln und dem Tofu darin anbraten. Das restliche Gemüse hinzufügen, alles weiterhin leicht anbraten, dann mit Kokosmilch ablöschen und zugedeckt etwa 7–10 Minuten sanft dünsten lassen. Mit Salz abschmecken.

- Das gedünstete Gemüse mit dem Tofu und der Quinoa auf einem hübschen Teller anrichten. Mit etwas frischer Petersilie vollenden und in Ruhe genießen.

Nährwerte pro Portion
KH 52,5 g • EW 29,0 g • F 23,6 g • 545 kcal

« Kunterbunte Quinoa-Pfanne

Lászlós herzhaftes Kartoffelgulasch

Für 1 Portion
⏲ 40 Min.

2 mittelgroße Kartoffeln (150 g) • 75 g grüne Bohnen, frisch oder tiefgekühlt • 1 Zwiebel (40 g) • 1 EL Kokosöl • 1 EL Paprikamark (oder Tomatenmark) • 1 TL Paprikapulver, edelsüß • 1 Lorbeerblatt • 1 Wacholderbeere • 250 ml Basenbrühe oder Wasser • 70 g Sauerkraut • 125 ml Tomatenpassata • 1 EL Olivenöl • Natursalz • Tamari • Senf • schwarzer Pfeffer • Majoran • ¼ Bund frischer Schnittlauch • optional: 1 EL Schaf- oder Ziegengervais (25 g)

- Kartoffeln und Bohnen in 2 cm große Stücke schneiden. Zwiebel würfeln und in Kokosöl anschwitzen. Paprikamark und -pulver zufügen.

- Kartoffeln, Bohnen, Lorbeerblatt und Wacholder zugeben. Kurz weiterrösten, dann mit Basenbrühe oder Wasser ablöschen und 15 Minuten zugedeckt köcheln lassen.

- Kleingeschnittenes Sauerkraut, Tomatenpassata und Olivenöl zufügen. Noch 15 Minuten weiterköcheln.

- Das Gulasch mit Salz, Tamari, Senf, Pfeffer und Majoran abschmecken. In einer Schale anrichten, nach Belieben noch Schnittlauch und einen Klecks Gervais hinzufügen. In Ruhe genießen.

Nährwerte pro Portion
KH 41,1 g • EW 9,5 g • F 21,6 g • 420 kcal

Feine Artischocken-Suppe à la Provence

Für 1 Portion

25 Min.

2 Artischocken • ½ Kartoffel (40 g) • ½ Zucchini (80 g) • ½ Zwiebel (20 g) • 1 Stück Sellerieknolle (15 g) • 1 Zitronenscheibe mit Schale • 250 ml Wasser oder Basenbrühe • 1 EL weißes Mandelmus • Natursalz • Rosmarin • Thymian • Tamari • frischer Schnittlauch, gehackt • optional: 1 EL Sojasauerrahm oder Schaf- bzw. Ziegengervais

- Die Herzen aus den Artischocken herauslösen. Kartoffel und Zucchini schälen und in Stücke schneiden. Die Zwiebel grob würfeln. Das Gemüse zusammen mit dem Sellerie und mit der Zitronenscheibe in einem Topf mit Wasser oder Basenbrühe 15 Minuten kochen.

- Mandelmus zugeben und die Suppe anschließend fein pürieren. Mit Salz, Rosmarin, Thymian und Tamari abschmecken.

- In einem hübschen Teller anrichten und mit frischen Schnittlauchröllchen vollenden. Nach Belieben mit etwas Sojasauerrahm oder Schaf- bzw. Ziegengervais servieren und in Ruhe genießen.

Nährwerte pro Portion

KH 11,0 g • EW 6,6 g • F 6,0 g • 135 kcal

Kraftvolle Heilsuppe

Für 1 Portion

25 Min.

½ Karotte (40 g) • 1 Stück Sellerie, Knolle oder Stange (35 g) • 100 g Brokkoliröschen • 1 Stück Lauch (30 g) • ½ TL Koriandersamen • ½ TL Fenchelsamen • 1 TL Kokosöl • 20 g gelbe Linsen • 250 ml Basenbrühe oder Wasser • Natursalz • schwarzer Pfeffer • 1 Stück frischer Ingwer • frische Petersilie

- Karotte und Sellerie in feine Scheiben schneiden, die Brokkoliröschen teilen. Den Lauch der Länge nach vierteln und fein schneiden.

- Koriander- und Fenchelsamen im Mörser fein zerstoßen und im Topf mit Kokosöl für einige Sekunden erhitzen. Gelbe Linsen und Lauch zugeben und für 2 Minuten anschwitzen, danach Karotten und Sellerie für weitere 2 Minuten bei mittlerer Hitze mit anbraten.

- Nun die Brühe zugießen, kurz aufkochen, mit Salz und Pfeffer würzen, dann Ingwer und frischen Koriander beigeben. Zugedeckt für etwa 10 Minuten bei niedriger Hitze köcheln. Die Brokkoliröschen hinzufügen und alles für weitere 5 Minuten weiterköcheln.

- Den Topf vom Herd nehmen und die Suppe in einer hübschen Schale anrichten, mit frisch gehackter Petersilie vollenden und genussvoll löffeln.

Nährwerte pro Portion

KH 17,3 g • EW 10,6 g • F 5,8 g • 175 kcal

Köstliche Ofen-Süßkartoffel mit Tahin-Fenchel (& Feta)

Für 1 Portion
40 Min.

- 100 g Fenchel mit Grün
- 1 (Süß-)Kartoffel (80 g)
- 1 Karotte (75 g)
- 1 TL Olivenöl
- 1 EL Butter (oder Pflanzenmargarine)
- Natursalz • 25 ml Basenbrühe oder Wasser
- 1 TL weißes Tahin
- 1 TL Pfeilwurzelmehl
- Pfeffer
- optional: 50 g Feta
- 1 EL Walnüsse

● Den Backofen auf 180 °C vorheizen. Den Fenchel halbieren und in grobe Streifen schneiden (vorher Fenchelgrün abzupfen und fein hacken). Die Süßkartoffel (oder alternativ gewöhnliche Kartoffeln) waschen und, wenn nötig, schälen. Die Karotte, wenn nötig, schälen und in Scheiben schneiden.

● Ein genügend großes Stück Backpapier (oder eine Ofenform aus Keramik) mit Olivenöl bestreichen. Die Kartoffel halbieren und jeweils beide Hälften mit der Schnittfläche nach unten nebeneinander auf das Backpapier legen. Fein gehacktes Fenchelgrün und Butter (oder Pflanzenmargarine) hinzugeben und mit Salz bestreuen. Das Backpapier zu einem Päckchen falten, in den Ofen geben und bei Heißluft etwa 20 Minuten weich backen.

● In der Zwischenzeit Fenchel und Karotte in einem Topf mit Dämpfeinsatz oder im Dampfgarer schonend zubereiten bzw. in wenig Wasser dünsten.

● Etwa ein Drittel des Gemüses unter Zugabe von etwas Basenbrühe, Tahin und Pfeilwurzelmehl zu einer Soße pürieren. Diese dann mit dem restlichen Gemüse und etwas Fenchelgrün mischen und mit Salz und Pfeffer abschmecken.

● Die Kartoffeln auf hübsche Teller legen und das Gemüse darübergeben.

● Optional: zerbröselten Feta hinzugeben. Nach Belieben mit noch etwas frisch gehacktem Fenchelgrün und gehackten Walnüssen vollenden und in Ruhe genießen.

Nährwerte pro Portion pro Portion
KH 29,7 g • EW 14,3 g • F 37,5 g • 515 kcal

Goldene Hirsepfanne mit Paprika und Ei

Für 1 Portion
20 Min. + 35 Min. Garzeit Hirse

70 g Goldhirse • Salz • 1 kleine Zwiebel (30 g) • ½ grüner Paprika (100 g) • 3 Kirschtomaten (45 g) • 1 getrocknete Tomate • 1 TL eingelegte Kapern • 1 TL Kokosöl • 1 TL Paprikamark (oder -pesto) • 1–2 Hühnereier • frischer Schnittlauch

- Goldhirse mit der doppelten Menge Wasser und Salz aufkochen. Hitze reduzieren und zugedeckt für 35 Minuten köcheln und nachquellen lassen.

- Zwiebel und entkernten Paprika in kleine Würfel schneiden, Kirschtomaten halbieren. Die getrocknete Tomate und die eingelegten Kapern fein hacken.

- In einer Pfanne das Kokosöl erhitzen und die Zwiebel darin leicht anschwitzen. Danach Paprika anbraten, die getrockneten Tomaten mit den Kapern zugeben und das Paprikamark einrühren.

- Nach etwa 3 Minuten in der Pfanne Platz machen für die Eier, diese hinzugeben, stocken lassen und noch 2 Minuten braten. Alles vermischen und die gekochte Hirse unterrühren, die Kirschtomaten zugeben und für weitere 5 Minuten unter Rühren fertig braten.

- Auf einem hübschen Teller mit gehacktem Schnittlauch vollenden und genießen.

Nährwerte pro Portion
KH 55,3 g • EW 22,8 g • F 20,6 g • 505 kcal

Frischer Grünkohl-Avocado-Crunchsalat

Für 1 Portion
15 Min.

Für den Salat
4–5 Blatt Grünkohl oder Chinakohl (45 g) • 1 Stück Lauch (30 g) • ½ Karotte (40 g) • 1 Stück Sellerie (15 g) • ½ Avocado (oder 1 Ei) • 1 Handvoll Mungobohnensprossen
Für das Dressing
1 EL Sojajoghurt • 1 EL Zitronensaft • ½ TL Senf • Natursalz

- Die Grünkohlblätter von den Stängeln befreien, einmal längs halbieren und in Streifen schneiden. Lauch klein schneiden. Karotte und Sellerie klein schneiden oder reiben. Avocado schälen und in kleine Stücke schneiden.

- Für das Dressing alle dazugehörigen Zutaten mit einem Schneebesen miteinander vermengen.

- Das geschnittene Gemüse in eine Schale geben. Das Dressing darüber verteilen und alles gut vermischen. Den Salat mit Sprossen vollenden und genießen.

Nährwerte pro Portion
KH 11,3 g • EW 7,2 g • F 25,2 g • 280 kcal

» Frischer Grünkohl-Avocado-Crunchsalat

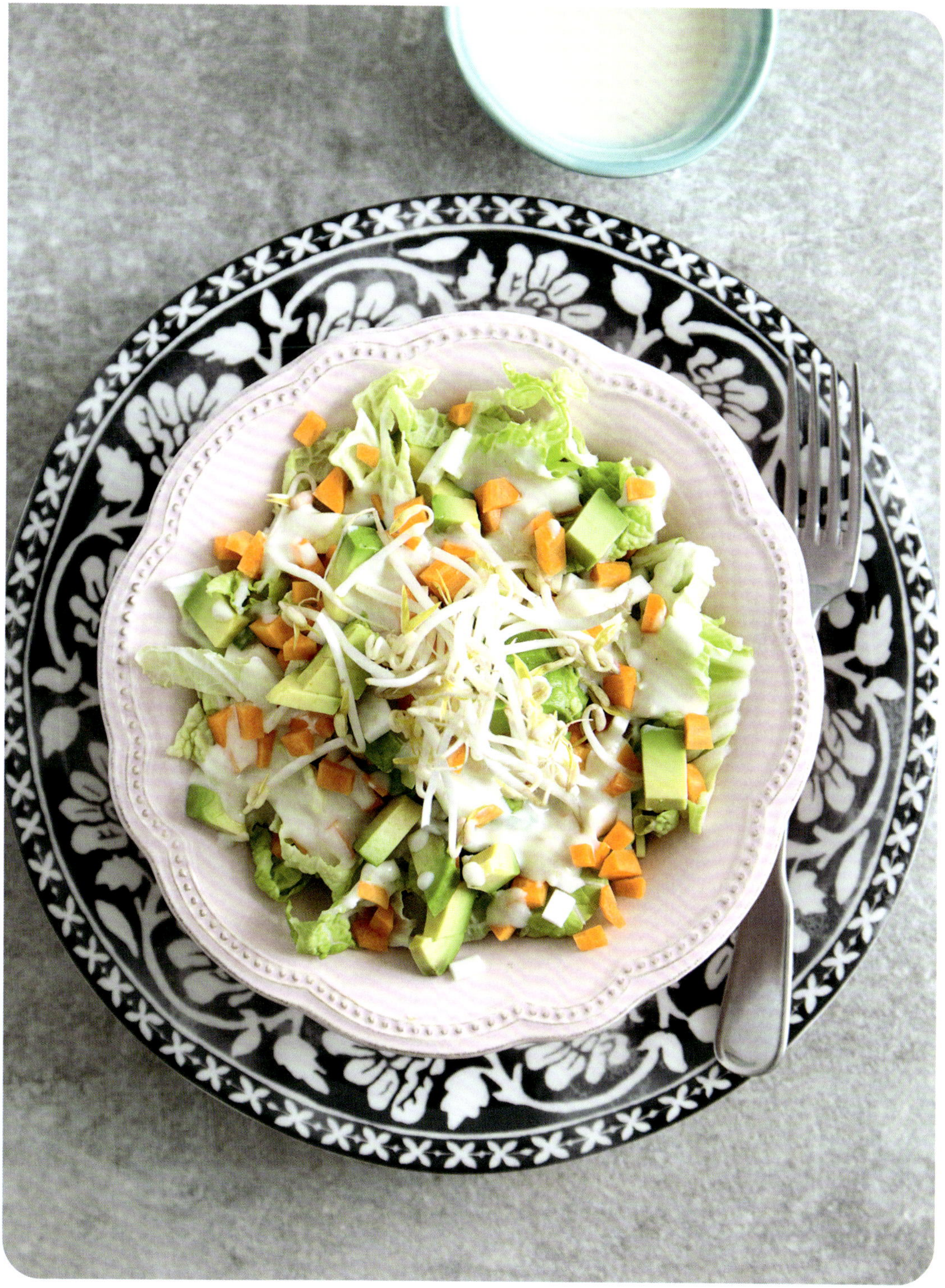

Karibisches Gemüse mit duftendem Jasminreis

Für 1 Portion
30 Min.

- 3 Cocktail-Tomaten
- 1 Karotte (80 g)
- 1 Stück Lauch (30 g)
- 50 g Zuckerschoten
- ½ Zitrone, ungespritzt
- 35 g Ananasfruchtfleisch
- 70 g Jasminreis
- 100 ml Wasser
- Natursalz
- 1 TL Kokosöl
- 100 ml Kokosmilch
- ½ TL Curry
- Chiliflocken
- 1 TL Pfeilwurzelmehl
- schwarzer Pfeffer
- frischer Koriander
- optional: 2 gebratene Garnelen

● Die Cocktail-Tomaten halbieren. Die Karotte, wenn nötig, schälen, halbieren oder, wenn sie dick ist, vierteln und in 3 cm lange Stücke schneiden. Den Lauch längs vierteln und fein schneiden. Bei den Zuckerschoten die Enden abschneiden und dann schräg halbieren. Die Zitrone heiß abwaschen, trocknen und etwas Schale abreiben. Das Ananasfruchtfleisch in 1,5 cm große Würfel schneiden.

● Jasminreis mit Wasser und Salz aufkochen und zugedeckt bei niedriger Hitze köcheln lassen. Währenddessen Kokosöl in der Pfanne erhitzen, zuerst die Tomaten und dann das restliche Obst und Gemüse dazugeben und anbraten. Nach 5 Minuten die Kokosmilch zugießen, Curry und Chiliflocken unterrühren und bei niedriger Hitze zugedeckt für weitere 5 Minuten köcheln lassen. Das Pfeilwurzelmehl in etwas Wasser unter Rühren auflösen und dem Gemüse beimengen. Anschließend Zitronensaft und den Schalenabrieb hinzufügen, mit Salz und Pfeffer abschmecken und den Topf von der Hitze nehmen.

● Den fertigen Reis in zwei hübschen Schalen anrichten, das Gemüse und nach Belieben die Garnelen darübergeben und mit etwas frisch gehacktem Koriander vollenden. An den Tisch setzen, in Ruhe genießen und von der Karibik träumen.

Nährwerte pro Portion
KH 78,8 g • EW 12,0 g • F 24,2 g • 585 kcal

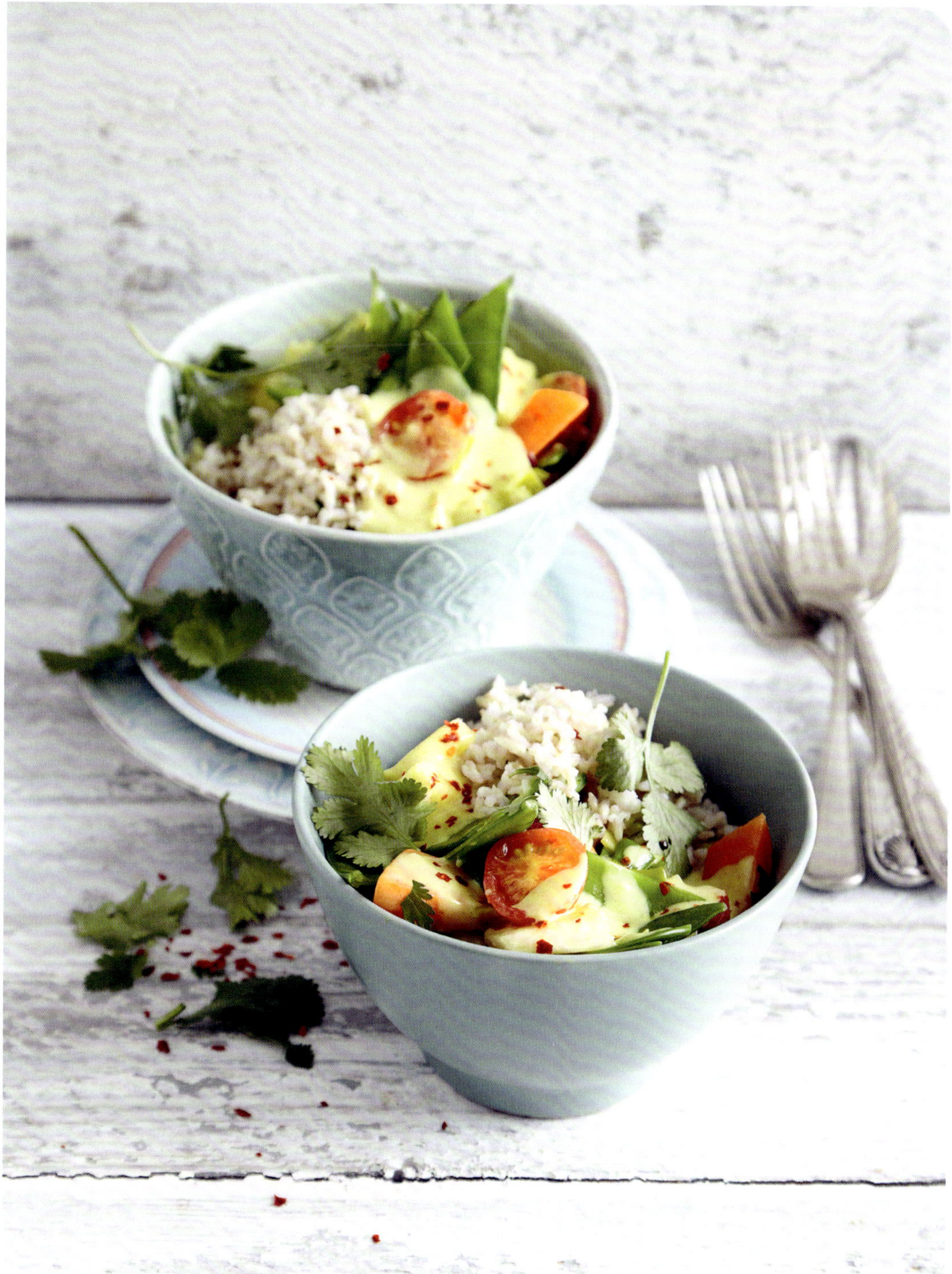

Knuspriges Ofengemüse mit Tahin-Joghurt-Dip

Für 1 Portion

25 Min. + 30 Min. Backzeit

- ¼ Hokkaido-Kürbis (150 g)
- 2 mittlere Kartoffeln (150 g)
- ½ Rote Bete (75 g)
- 1 Karotte (80 g)
- 1 rote Zwiebel (40 g)
- 1 EL Olivenöl
- ½ TL Natursalz
- Cayennepfeffer
- Rosmarin
- 1 EL Hirse- oder Maisgrieß
- frischer Liebstöckel
- 75 g Ziegen- oder Sojajoghurt
- 50 g Sojasauerrahm oder Schaf- bzw. Ziegengervais
- 1 EL Tahin
- 1 TL Limettensaft
- Chiliflocken

● Den Backofen auf 220 °C vorheizen. Den Kürbis entkernen, vierteln und längs in 3 cm breite Spalten und dann quer in 2 cm dicke Stücke schneiden. Kartoffeln und Rote Beete schälen und in 1,5 cm breite Spalten schneiden. Die Karotte, wenn nötig, ebenso schälen, halbieren oder, wenn sie dick ist, vierteln und in 5–6 cm lange Stücke schneiden. Die Zwiebel schälen und in 1 cm dicke Spalten schneiden.

● Eine Marinade aus Olivenöl, Salz, Cayennepfeffer und Rosmarin herstellen und sorgfältig mit dem gesamten Gemüse und dem Grieß vermischen.

● Das Gemüse gleichmäßig auf einem Backblech verteilen und etwa 30 Minuten backen.

● In der Zwischenzeit für den Dip den Liebstöckel abbrausen, trockenschleudern oder -schütteln und fein hacken. Das Joghurt mit Sojasauerrahm bzw. Gervais, Tahin und Limettensaft gut verrühren, den Liebstöckel unterheben und mit Salz und Chiliflocken abschmecken.

● Das Gemüse auf hübschen Tellern anrichten und mit etwas frischem Liebstöckel vollenden. Den Tahin-Joghurt-Dip dazu in einer Schale servieren und in Ruhe genießen.

Nährwerte pro Portion

KH 55,2 g • EW 20,8 g • F 30,0 g • 585 kcal

Tante Mizzis herzhafter Linseneintopf

Für 1 Portion
25 Min.

2 mittlere Kartoffeln (150 g) • ½ Karotte (40 g) • 1 Stück Lauch (30 g) • 1 TL Kokosöl • 250 ml Basenbrühe oder Wasser • 60 g rote Linsen • 1 EL getrocknete Steinpilze • 1 Lorbeerblatt • Natursalz • schwarzer Pfeffer • 1 Prise frisch geriebene Muskatnuss • frischer Koriander oder frische Petersilie

- Kartoffeln (durchaus auch ungeschält und einfach gründlich gewaschen) in 2 cm große Würfel schneiden (je kleiner, desto schneller sind sie gar). Karotte längs halbieren und in Scheiben schneiden. Den Lauch in Ringe schneiden.

- Kokosöl in einem Topf erhitzen und Lauchringe darin leicht anbraten. Mit Basenbrühe oder Wasser ablöschen und die Linsen zugeben. Kartoffeln, Karotten, getrocknete Pilze und Lorbeerblatt hinzufügen, aufkochen und für 15 Minuten zugedeckt köcheln lassen. Zwischendurch umrühren und bei Bedarf noch etwas Basenbrühe oder Wasser nachgießen.

- Mit Salz, Pfeffer und Muskatnuss abschmecken, ansprechend anrichten und mit etwas frisch gehacktem Koriander oder Petersilie vollenden.

Nährwerte pro Portion
KH 56,2 g • EW 20,5 g • F6,3 g • 390 kcal

Basische Selleriesuppe

Für 1 Portion
15–20 Min.

60 g Knollensellerie • 30 g gelbe Linsen • 1 Stück Lauch (30 g) • 250 ml Basenbrühe • 1 TL gehackte Petersilie (frisch oder getrocknet) • ½ TL gehacktes Kerbelkraut • Natursalz • schwarzer Pfeffer • 1 EL Sojasauerrahm oder Schaf- bzw. Ziegengervais

- Die Sellerieknolle würfelig und den Lauch in feine Scheiben schneiden. Gemeinsam mit den Linsen in der Basenbrühe in einem Topf zum Kochen bringen. Mit der Petersilie und dem Kerbelkraut würzen und ggf. noch etwas Salz und Pfeffer hinzufügen. Garen, bis der Sellerie und die Linsen weich sind.

- Die Suppe mit dem Sojasauerrahm oder Gervais verfeinern und alles durchpürieren. Die Suppe in hübschen Schalen anrichten und mit etwas frisch gehacktem Selleriegrün vollenden.

Nährwerte pro Portion
KH 18,2g • EW 9,8g • F 4,5g • 165 kcal

Gemüse-Allerlei auf cremiger Senf-Polenta

Für 1 Portion
30 Min.

- 175 ml Basenbrühe
- 75 ml Pflanzenmilch (z. B. Soja- oder Mandeldrink, ungesüßt)
- 60 g Maisgrieß
- 1 TL weißes Mandelmus
- 1 TL Senf, mittelscharf
- Natursalz
- ½ Zwiebel (20 g)
- 1 Karotte (80 g)
- 1 Handvoll Blumenkohlröschen (150 g)
- 1 TL Kokosöl
- 75 g Erbsen, frisch oder tiefgekühlt
- 35 ml heiße Basenbrühe oder Wasser
- schwarzer Pfeffer
- 1 Prise geriebene Muskatnuss
- optional: etwas Pecorino

● Die Basenbrühe gemeinsam mit der Pflanzenmilch in einem Topf zum Kochen bringen. Den Polentagrieß unter ständigem Rühren langsam beimengen. Ungefähr 10 Minuten köcheln und anschließend noch rund 15 Minuten ziehen lassen, bis der Maisgrieß alle Flüssigkeit aufgenommen hat. (Für die benötige Flüssigkeitsmenge und die Garzeit bitte die Anleitung auf der Packung beachten.) Danach die Polenta mit Mandelmus cremig rühren und mit Senf und Salz abschmecken.

● Zwischenzeitlich die Zwiebel schälen und würfelig schneiden. Die Karotte, wenn nötig, schälen, halbieren oder, wenn sie dick ist, vierteln und in 3 cm lange Stücke schneiden. Beim Blumenkohl die Röschen vom Strunk schneiden und eventuell zerteilen.

● Für das Gemüse Kokosöl in der Pfanne erhitzen und die Zwiebel darin anschwitzen. Danach Karotte und Erbsen dazugeben und etwas anbraten. Mit heißer Basenbrühe oder Wasser ablöschen und 10 Minuten garen. Mit Salz, Pfeffer und Muskatnuss abschmecken.

● Die Polenta auf hübschen Tellern anrichten, das Gemüse darübergeben, nach Belieben mit etwas geriebenem Pecorino vollenden und in Ruhe genießen.

Nährwerte pro Portion
KH 63,2 g • EW 19,3 g • F 11,6 g • 450 kcal

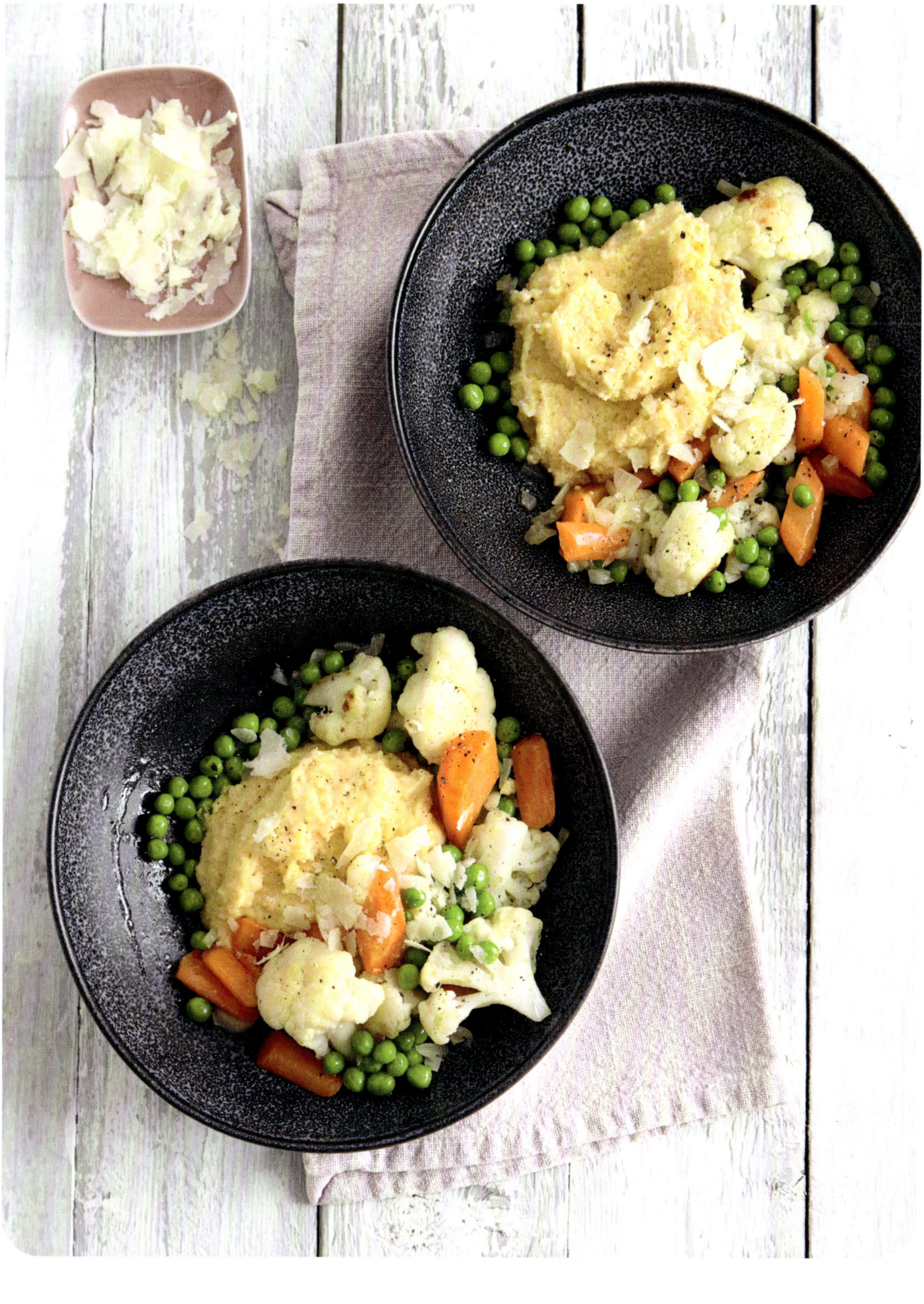

NACHBEREITUNGS-PHASE

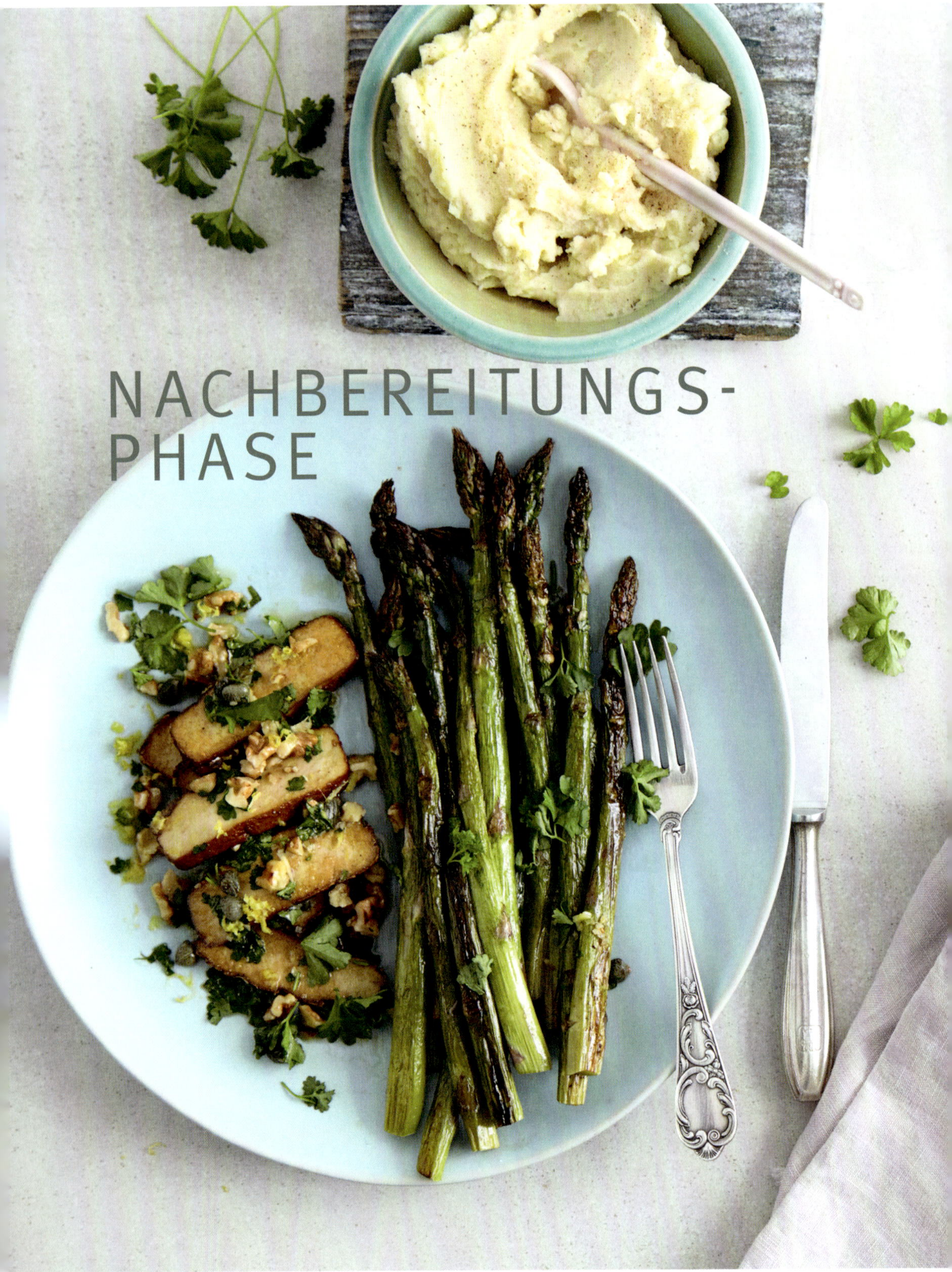

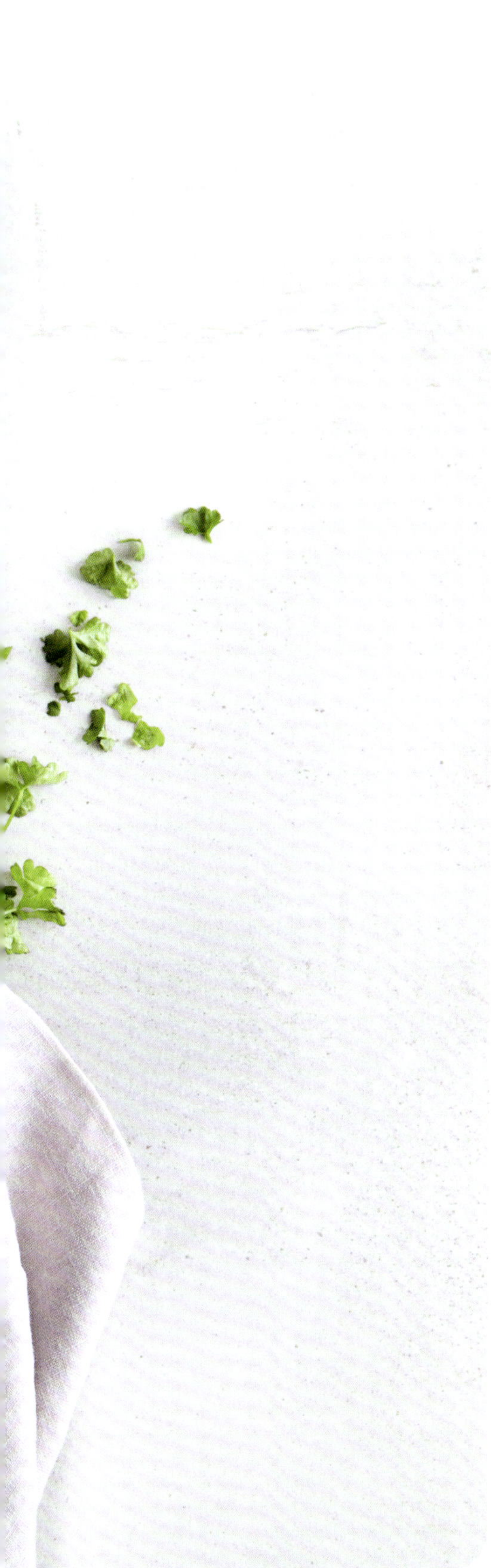

Der Erfolg einer Entgiftungskur hängt im Grunde von der Nachhaltigkeit ab – und der Schlüssel dazu ist die gute Nachbereitung. Diese sollte mindestens eine Woche dauern, kann aber auch gut und gern auf zwei Wochen ausgedehnt werden. Damit Ihnen dies perfekt gelingt, versorgen wir Sie auf den nächsten Seiten mit abwechslungsreichen Rezepten mit ernährungstherapeutischem Hintergrund. Wir arbeiten mit basenreicher Vollwertkost, bei der die Pflanzenkost gegenüber tierischen Produkten im Vordergrund steht.

Wählen Sie zum Frühstück aus den hier vorgestellten Möglichkeiten oder greifen Sie auf die Varianten der Entlastungsphase zurück. Beim Mittagessen ist nun wieder Eiweiß in ausreichender Menge enthalten. Auch beim Fett muss nicht mehr gespart werden. Wenn Sie auch die Rezepte der Entlastungsphase weiterverwenden wollen, ergänzen Sie diese entsprechend zur Eiweißversorgung mit Hülsenfrüchten oder Ei. Auch für das Abendessen finden Sie hier passende Rezepte. Doch natürlich ist auch die Basenbrühe (Seite 60) weiterhin geeignet.

« Ofengerösteter Spargel mit Walnuss-Kapern-Tofu und Kartoffelstampf (Seite 130)

Mediterrane Hirse-Frittata à la Caprese

Für 1 Portion
25–40 Min.

60 g Hirse • 125 ml Basenbrühe oder Wasser • 3 Kirschtomaten • 1 Stück Lauch (30 g) • 60 g Büffelmozzarella • 1 Hühnerei • 25 ml Sojadrink • Natursalz • schwarzer Pfeffer • 1 TL Kokosöl • frisches Basilikum

- Hirse nach Packungsanleitung in Brühe oder Wasser garen. Die Tomaten vierteln und den Lauch längs vierteln und dann klein schneiden.

- Mozzarella abtropfen lassen und in grobe Würfel schneiden. Ei mit Sojadrink und klein geschnittenem Lauch verquirlen und mit etwas Salz würzen.

- Hirse mit einer Gabel auflockern und mit Salz und Pfeffer würzen. Kokosöl in einer kleinen Pfanne erhitzen, die halbe Eimasse gleichmäßig darin verteilen. Zunächst Hirse und Mozzarella, dann die restliche Eimasse und die Kirschtomaten darübergeben. Etwas von der Hitze gehen und in der geschlossenen Pfanne etwa 5–7 Minuten stocken lassen.

- Frittata im Backofen warmhalten, bis die zweite Portion fertig ist. Mit Basilikum vollenden und in Ruhe genießen.

Nährwerte pro Portion
KH 44,0 g • EW 27,4 g • F 24,6 g • 510 kcal

Süßer Vanillereis mit saftigen Heidelbeeren

Für 1 Portion
15 Min.

75 ml Kokosmilch • 4 EL gekochter Reis, ideal sind Mochi-Reis oder Rundkornreis • 1–2 EL Reissirup oder Honig • 1 Msp. Vanille, gemahlen • etwas Zitronenschale, ungespritzt • Natursalz • 150 g Heidelbeeren, frisch oder tiefgekühlt • 1 EL Mandelblättchen

- Die Kokosmilch in einem Kochtopf erhitzen, den bereits fertig gekochten Reis, Reissirup, Vanille, die Zitronenschalen und eine Prise Salz einrühren und kurz aufkochen.

- Die frischen oder gefrorenen Heidelbeeren dazugeben und noch 2–3 Minuten köcheln lassen. In einer hübschen Schale anrichten, mit Mandelblättchen vollenden und in Ruhe genießen.

Nährwerte pro Portion
KH 44,8 g • EW 6,2 g • F 20,2 g • 395 kcal

» Mediterrane Hirse-Frittata à la Caprese

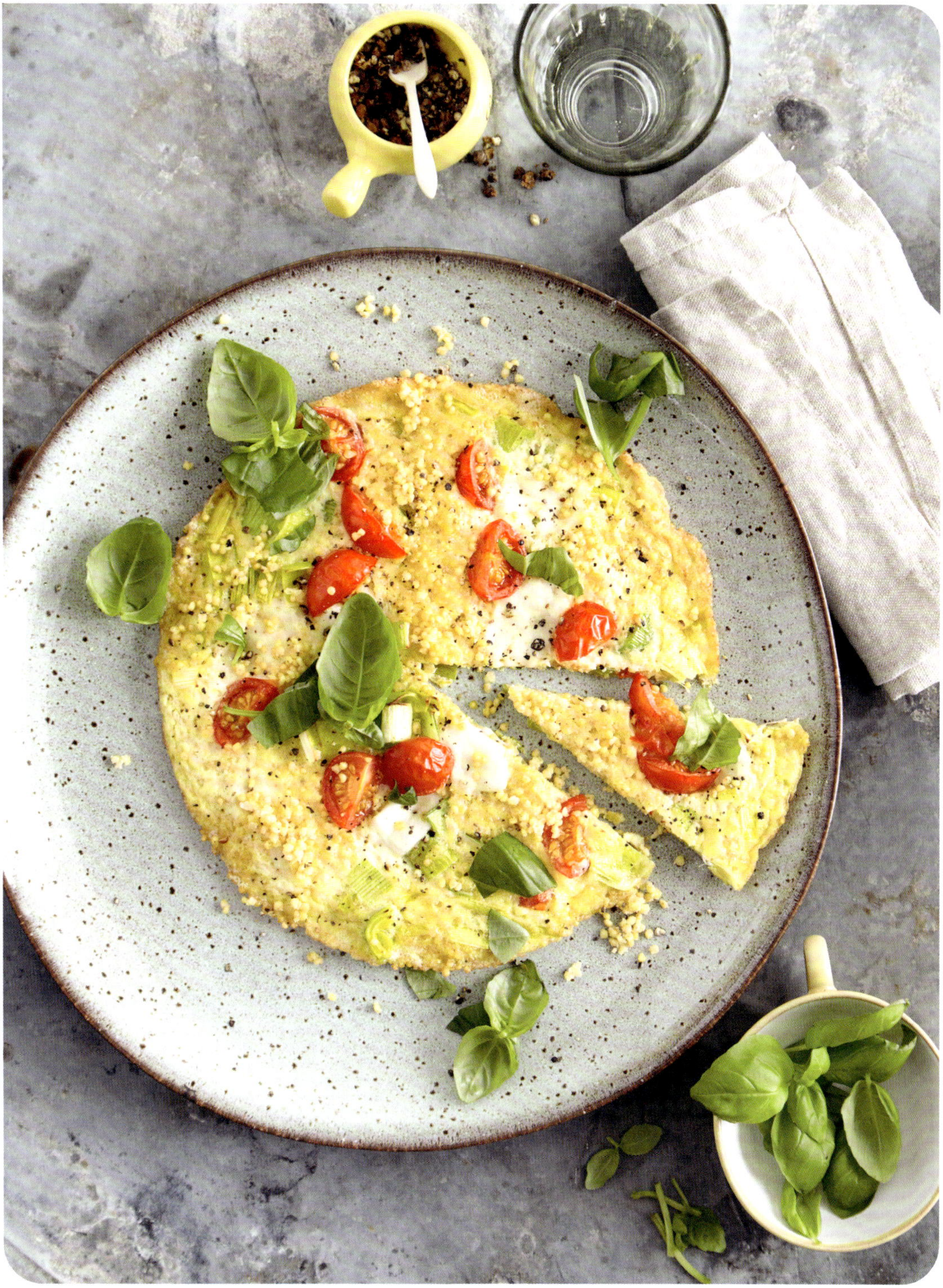

Knuspriges Erdmandel-Kokos-Granola

Für 15 Portionen
10 Min. + 50 Min. Backzeit

3 EL Reissirup oder Honig • 250 ml warmes Wasser • 400 g feine Haferflocken • 100 g Hirseflocken • 50 g Sesam, geschält • 50 g Sonnenblumenkerne • 100 g Erdmandelflocken • 50 g grobe oder feine Kokosflocken • optional: 100 g Rosinen, 100 g Amaranth-Pops, 100 g Cornflakes natur

- Reissirup oder Honig im warmen Wasser gründlich auflösen. Alle trockenen Zutaten in eine große Schüssel geben, das Wasser dazugießen und alles gründlich vermischen.

- Ein Backblech mit Backpapier auslegen, die Masse gleichmäßig darauf verteilen und 20 Minuten bei 175 Grad im vorgeheizten Backofen backen. Dann noch 30 Minuten bei 100 °C und leicht geöffneter Backofenklappe. Nur wenn die Granola-Masse vollständig trocken ist, kann sie problemlos mehrere Wochen aufbewahrt werden!

- Das trockene und abgekühlte Granola kann nun optional noch um Rosinen, Pops und/oder Cornflakes ergänzt werden. Am Ende alles in eine verschließbare Vorratsdose füllen.

- Zum Frühstück 50 Gramm Granola mit etwas frischen Beeren und Pflanzenmilch oder -joghurt genießen.

Nährwerte (je Portion á 50 g)
KH 26,2g • EW 5,9g • F 9,3g • 215 kcal

Cremiger Hirsepudding mit Matcha und Banane

Für 1 Portion
10 Min.

½ Banane (70 g) • 175 ml Wasser • 4 EL Hirsegrieß (50 g) • 1 EL Rosinen • 75 ml Kokosmilch • 1 EL Leinsamen, geschrotet • 1 Msp. Matcha-Pulver • 1 Msp. Kardamom • 1 EL wilde Pekannüsse

- Die Banane schälen und mit einer Gabel zerdrücken. Das Wasser zum Kochen bringen, den Hirsegrieß ganz langsam einrühren (schütten und rühren gleichzeitig), die Banane und die Rosinen hinzufügen. Einmal aufkochen lassen, die Kokosmilch, die geschroteten Leinsamen mit dem Matcha und dem Kardamom unterrühren. Dann vom Herd nehmen und den Hirsepudding 5 Minuten zugedeckt ziehen lassen.

- In einer hübschen Schale anrichten, mit gehackten Pekannüssen vollenden und in Ruhe genießen.

Nährwerte pro Portion
KH 56,3 g • EW 10,2 g • F 25,7 g • 490 kcal

Würzige Olivenpaste auf gebratenen Polentamuffins

Für 1 Portion

15 Min. + Zubereitung der Polenta (idealerweise am Vortag)

Für die Polentamuffins
- 150 ml Basenbrühe oder Wasser
- 60 g Maisgrieß
- Natursalz
- etwas Olivenöl zum Einfetten der Muffinform

Für die Olivenpaste
- 1 TL Olivenöl
- 50 g schwarze Oliven, entsteint
- 1 getrocknete Tomate
- 1 TL Kapern
- optional: 2 Sardellenfilets
- schwarzer Pfeffer
- 1 TL Mariendistelöl

Zum Ausbraten und Dekorieren
- 1 TL Kokosöl
- Thymian, frisch

● Basenbrühe oder Wasser mit etwas Suppengewürz in einem Topf zum Kochen bringen. Den Polenta-Grieß ganz langsam einrühren (schütten und rühren gleichzeitig). Aufkochen und anschließend ziehen lassen, bis ein dicker Polentabrei entstanden ist. Mit Salz abschmecken. Eine kleinere Muffinform oder runde Schälchen in passender Größe mit etwas Olivenöl auspinseln. Dann den Polentabrei zügig in die vorbereitete Form streichen und danach abkühlen lassen. Dieser gesamte Schritt erfolgt idealerweise schon am Vortag, damit die Polenta schön fest wird.

● Alle Zutaten für die Olivenpaste in den Mixer oder in die Küchenmaschine geben und fein pürieren. Optional können nach Belieben auch Sardellenfilets hinzugefügt werden. Die Paste mit Pfeffer abschmecken. Salz ist in der Regel nicht nötig, da sowohl Oliven, Tomaten als auch Kapern (und Sardellen) salzig sind. Nach Belieben eventuell noch etwas mehr Mariendistelöl hinzufügen.

● Die fest gewordenen Polentamuffins aus der Form stürzen. Kokosöl in einer Pfanne erhitzen und die Polentamuffins darin braten. Die Muffins zusammen mit der Olivenpaste auf einem Teller hübsch anrichten, mit ein wenig frischem Thymian vollenden und in Ruhe genießen.

Nährwerte pro Portion

KH 46,8 g • EW 5,6 g • F 22,5 g • 420 kcal

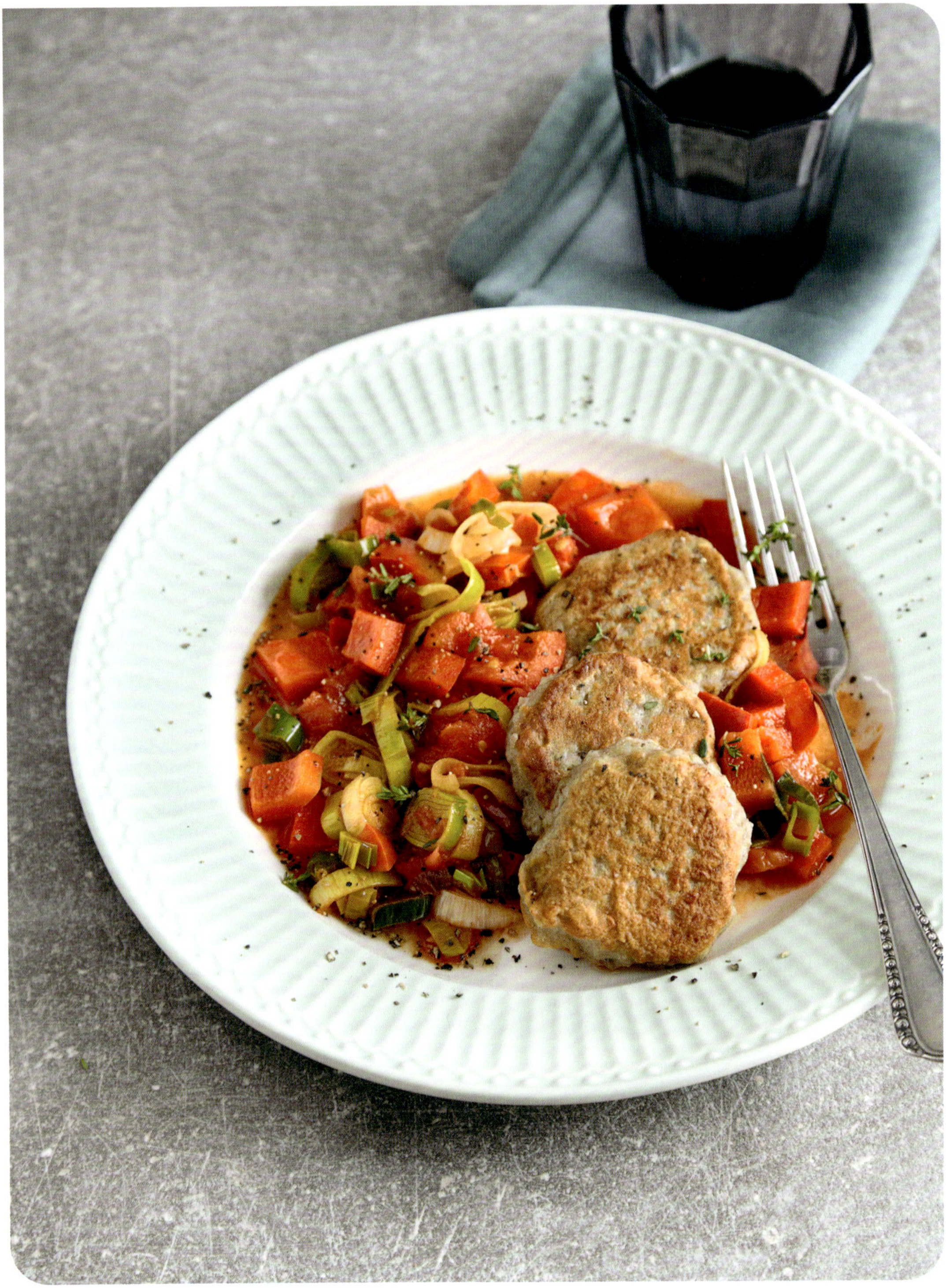

Exquisite Buchweizen-Bällchen auf Letscho-Gemüse

Für 1 Portion
⏲ 50–60 Min.

Für die Bällchen
- 50 g geschälter Buchweizen (oder Buchweizenbulgur, dann kürzere Garzeit)
- 150 ml Basenbrühe oder Wasser
- 2 Hühnereier
- Natursalz
- schwarzer Pfeffer
- 1 EL Buchweizenmehl
- optional: 1 EL Kokosöl zum Braten der Laibchen

Für das Letscho
- 1 Stück Lauch (30 g)
- optional: 1 Knoblauchzehe
- 1 TL Kokosöl
- ½ Paprika (100 g)
- 2 geschälte Tomaten aus der Dose (100 g)
- 1 Lorbeerblatt
- Natursalz
- schwarzer Pfeffer
- Thymian

● Den Buchweizen mit der Basenbrühe oder dem Wasser aufkochen und für 30–40 Minuten zugedeckt köcheln lassen. Dann vom Herd nehmen und noch 10 Minuten nachquellen lassen (mit Buchweizenbulgur lässt sich dieser Schritt auf 5 Minuten abkürzen).

● Den Buchweizen mit dem Stabmixer grob durchmixen (er soll nicht zu fein werden). Nun Eier, Natursalz, Pfeffer und das Buchweizenmehl dazugeben, sodass eine formbare Masse entsteht. Mit feuchten Händen Bällchen formen und für 10 Minuten dämpfen – oder flache Bratlinge daraus machen und in der Pfanne mit Kokosöl beidseitig knusprig braten.

● Für das Letscho den Lauch (und ggf. den Knoblauch) in Ringe schneiden bzw. hacken und in Kokosöl leicht anbraten. Den Paprika entkernen und würfelig schneiden. Die geschälten und grob in Stücke geschnittenen Tomaten zugeben und für ca. 5 Minuten zusammen mit dem Lorbeerblatt aufkochen.

● Mit Salz, Pfeffer und Thymian abschmecken und für weitere 5–10 Minuten leicht köcheln lassen, bis das Gemüse weich, aber noch bissfest ist.

● Die Bällchen oder Bratlinge zusammen mit dem Letscho servieren und in Ruhe genießen.

Nährwerte pro Portion
KH 54,0 g • EW 23,9 g • F 20,3 g • 500 kcal

Ofengerösteter Spargel mit Walnuss-Kapern-Tofu und Kartoffelstampf

Für 1 Portion
45 Min.

Für den Ofenspargel
- 200 g grüner Spargel
- 1 TL Olivenöl
- Natursalz
- schwarzer Pfeffer

Für das Kartoffelpüree
- 2 Kartoffeln, mehligkochend (160 g)
- Natursalz
- 50 ml Soja- oder Mandeldrink, natur
- 1 TL Tahin
- 1 Prise geriebene Muskatnuss

Für den Walnuss-Kapern-Tofu
- 75 g Räuchertofu
- 1 EL Walnüsse
- 1 TL Kokosöl
- ½ Knoblauchzehe
- frische Petersilie, gehackt
- 1 EL Kapern
- 1 EL Zitronensaft und eventuell
- 1 TL Zitronenschalenabrieb

● Den Backofen auf 200 °C vorheizen. Beim Spargel die holzigen Enden wegschneiden. Ein Backblech mit Backpapier auslegen und die Spargelstangen nebeneinander darauflegen. Mit Olivenöl von beiden Seiten bestreichen und mit Salz und Pfeffer würzen. 10 Minuten im Ofen backen, dann den Spargel wenden und nochmals 5 Minuten weiterbacken, bis der Spargel leicht gebräunt ist.

● Während der Spargel im Ofen ist, die Kartoffeln (durchaus auch ungeschält und einfach gründlich gewaschen) in etwa 1,5 cm große Würfel schneiden, in einem Topf knapp mit Wasser bedecken, Salz dazugeben und bei mittlerer Hitze 15 Minuten zugedeckt garen. Bei Bedarf etwas Wasser zugeben. Wenn die Kartoffeln gar sind, mit einer Gabel oder einem Kartoffelstampfer zerdrücken. Soja- bzw. Mandeldrink und Tahin unterrühren und mit Salz und Muskatnuss abschmecken.

● Den Räuchertofu je nach Belieben in Würfel oder Filetstücke schneiden. Die Walnüsse grob hacken und in einer Pfanne ohne Fett bei mittlerer Hitze leicht rösten, bis sie gut duften. Kokosöl in die Pfanne geben und darin den Tofu goldbraun anbraten. Die Knoblauchzehe dazupressen und alles mit der gehackten Petersilie sowie den Kapern vermischen und Zitronensaft hinzufügen. Nach Wunsch vielleicht auch Zitronenschalenabrieb untermischen.

● Ofenspargel, Kartoffelpüree und Walnuss-Kapern-Tofu anrichten, mit etwas frischer Petersilie vollenden und in Ruhe genießen.

Nährwerte pro Portion
KH 33,6 g • EW 26,8 g • F 30,2 g • 520 kcal

Okragemüse à l'orientale mit körnigem Bulgur

Für 1 Portion

45 Min. + mind. 3 Std. Einweichzeit

- 60 g Berglinsen
- 1 getrocknete Tomate
- 125 g Okraschoten
- ½ rote Zwiebel (20 g)
- 1 TL Kokosöl
- 100 g geschälte Tomaten
- 1 TL Tomatenmark
- 100 ml Gemüsebrühe oder Wasser
- 1 TL getrocknete Minze
- Natursalz
- schwarzer Pfeffer
- 1 TL Zitronensaft
- ½ Knoblauchzehe
- 1 TL Kokosöl
- 50 g Buchweizenbulgur
- 1 Gewürznelke
- 175 ml Wasser
- etwas frische Minze

● Die Linsen und die getrocknete Tomate in zwei separaten Behältnissen mit Wasser bedecken und für mindestens 3 Stunden (oder idealerweise einfach über Nacht) einweichen lassen.

● Bei den Okraschoten die Stielenden bzw. etwaige trockene Spitzen abschneiden. Die Zwiebel würfelig schneiden und mit dem Kokosöl in einem großen Topf bei mittlerer Hitze etwas anschwitzen. Die Okras dazugeben und unter ständigem Rühren weiter leicht anbraten.

● Die geschälten Tomaten in grobe Würfel schneiden, die getrockneten und in Wasser eingelegten Tomaten klein hacken und zusammen mit dem Tomatenmark und dem Einweichwasser in den Topf geben und Gemüsebrühe zugießen. Die Linsen abseihen, nochmals durchspülen und mit der getrockneten Minze ebenfalls dazugeben. Den gesamten Topfinhalt aufkochen und ca. 30 Minuten köcheln lassen. Mit Salz, Pfeffer und Zitronensaft würzen und den Knoblauch hineinpressen.

● Parallel für den Bulgur Kokosöl in einem kleinen Topf zerlassen, den Buchweizenbulgur mit den Gewürznelken hinzufügen und kurz anbraten. Mit heißem Wasser ablöschen und dann zugedeckt 15 Minuten ziehen lassen. Wenn nötig, noch etwas mehr Flüssigkeit hinzufügen.

● Den Bulgur gemeinsam mit dem Gemüse in eine Schale füllen, mit frisch gehackter Minze vollenden und in Ruhe genießen.

Nährwerte pro Portion

KH 80,8 g • EW 22,3 g • F 12,3 g • 530 kcal

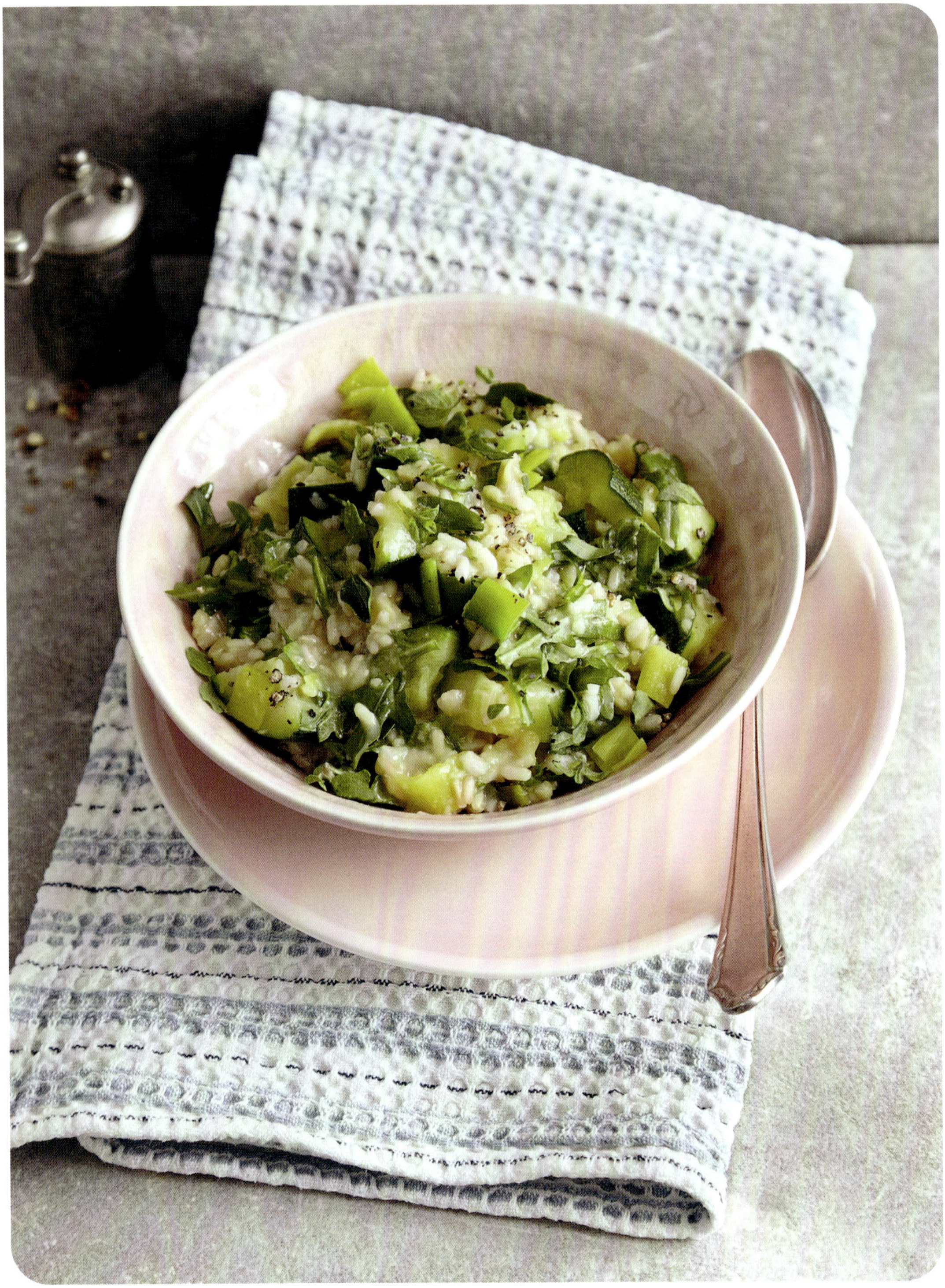

Kräftige Karottensuppe mit Raffinesse

Für 1 Portion
30 Min.

1 Stück Lauch (30 g) • ½ Kartoffel, mehligkochend (40 g) • 1 Karotte (80 g) • 1 Stück frischer Ingwer • 1 TL Kokosöl • 30 g gelbe oder rote Linsen • 250 ml Basenbrühe oder Wasser • Natursalz • schwarzer Pfeffer • 1 EL Kokosmilch • frischer Rucola zum Garnieren

- Den Lauch der Länge nach vierteln und klein schneiden. Die Kartoffel und Karotte in 1 cm große Würfel schneiden. Ingwer und Rucola fein hacken.

- Im Topf Kokosöl zerlassen und den Lauch mit Linsen und Ingwer darin 2 Minuten anschwitzen. Dann die Karotte und Kartoffel dazu geben und weitere 2 Minuten mit anbraten. Die Brühe zugießen und kurz aufkochen lassen.

- Nach Belieben mit Salz und Pfeffer würzen. Alles zugedeckt etwa 15 Minuten köcheln lassen.

- Den Topf vom Herd nehmen und die Suppe auf Wunsch cremig pürieren. In einem hübschen Teller anrichten und mit Kokosmilch und frischem Rucola vollenden.

Nährwerte pro Portion
KH 27,7 g • EW 10,4 g • F 7,7 g • 235 kcal

« Frisches Limonen-Risotto mit Rucola-Pepp

Frisches Limonen-Risotto mit Rucola-Pepp

Für 1 Portion
35 Min.

60 g Risottoreis (Arborio) • 50 g gelbe Linsen • 250 ml Basenbrühe oder Wasser • ½ Zucchini (100 g) • 1 Stück Fenchelknolle (30 g) • ½ Zitrone, ungespritzt • Natursalz • schwarzer Pfeffer • Oregano • Basilikum • 1 Handvoll Rucola (alternativ Spinat, Mangold oder auch Brennnessel) • 1 EL Olivenöl • optional: 15 g Pecorino

- Risottoreis zusammen mit den Linsen in Basenbrühe oder Wasser bei niedriger Hitze zugedeckt köcheln lassen.

- Zucchini vierteln und in Scheiben schneiden. Die Fenchelknolle in kleine Würfel schneiden. Dann den kochenden Reis zugeben. Zitrone heiß abwaschen, trocknen, etwas Schale abreiben und ebenfalls dem Risotto beigeben. Bei Bedarf noch etwas Brühe oder Wasser nachgießen. Mit Salz, Pfeffer, Oregano und Basilikum abschmecken.

- Rucola grob hacken, unter das fertige Risotto mischen und noch etwas auf der Hitze lassen. Gegen Ende das Olivenöl einrühren.

- Das Risotto in einem tiefen Teller anrichten, nach Belieben mit etwas frisch geriebenem Pecorino vollenden und in Ruhe genießen.

Nährwerte pro Portion
KH 78,3 g • EW 19,8 g • F 11,7 g • 510 kcal

Kürbiscremesuppe mit feurigem Chili-Kick

Für 1 Portion
20 Min.

200 g Hokkaido-Kürbis • 1 Stück Lauch (30 g) • 1 Stück frischer Ingwer • 1 TL Kokosöl • Korianderpulver • Currypulver • Chilipulver • 20 g Cashewkerne • 250 ml Basenbrühe • Natursalz • schwarzer Pfeffer • Chiliflocken zum Garnieren

- Den Hokkaido-Kürbis teilen, die Kerne entfernen und in 2–3 cm große Stücke schneiden. Den Lauch der Länge nach vierteln und fein schneiden. Das Stück Ingwer fein hacken.

- Kokosöl im Topf zerlassen und den Lauch mit dem Ingwer und den Gewürzen 2 Minuten bei mittlerer Hitze darin anschwitzen. Kürbis und Cashewkerne zugeben und für 2 weitere Minuten mit anbraten.

- Mit der Brühe ablöschen und zugedeckt etwa 15 Minuten bei niedriger Hitze köcheln lassen, bis der Kürbis weich ist. Den Topf von der Hitze nehmen, die Suppe cremig pürieren und mit Salz und Pfeffer fein abschmecken.

- In einem hübschen Teller anrichten und mit etwas Chiliflocken vollenden.

Nährwerte pro Portion
KH 16,3 g • EW 6,3 g • F 13,7 g • 225 kcal

Zucchinisuppe mit einem Hauch Zitrone

Für 1 Portion
30 Min.

1 Stück Lauch (30 g) • 1 Zucchini (100 g) • 1 TL Kokosöl • 150 g gekochte weiße Bohnen • 250 ml Basenbrühe oder Wasser • ½ Zitrone, ungespritzt • Natursalz • schwarzer Pfeffer • 1 Zweig frischer Thymian oder ½ TL getrockneter Thymian

- Den Lauch der Länge nach vierteln und fein schneiden. Zucchini in etwa 1,5 cm große Würfel schneiden.

- Kokosöl in einem Topf zerlassen, Lauch und Bohnen zugeben und 3 Minuten anbraten. Die Zucchini hinzufügen und bei hoher Hitze weitere 5 Minuten anbraten. Mit der Brühe ablöschen und kurz aufkochen lassen. Zugedeckt bei niedriger Hitze für etwa 10 Minuten köcheln lassen.

- Zitrone heiß abwaschen, abtrocken, die Schale fein abreiben und den Schalenabrieb zur Suppe geben. Diese mit Salz, Pfeffer und Thymian würzen und anschließend für weitere 5 Minuten köcheln lassen, bis die Zucchini gar sind. Den Topf vom Herd nehmen und alles cremig pürieren.

- Die Suppe in Teller geben, mit etwas Zitronensaft beträufeln, mit frischem Thymian vollenden und in Ruhe genießen.

Nährwerte pro Portion
KH 21,2 g • EW 10,2 g • F 5,8 g • 205 kcal

» Kürbiscremesuppe mit feurigem Chili-Kick

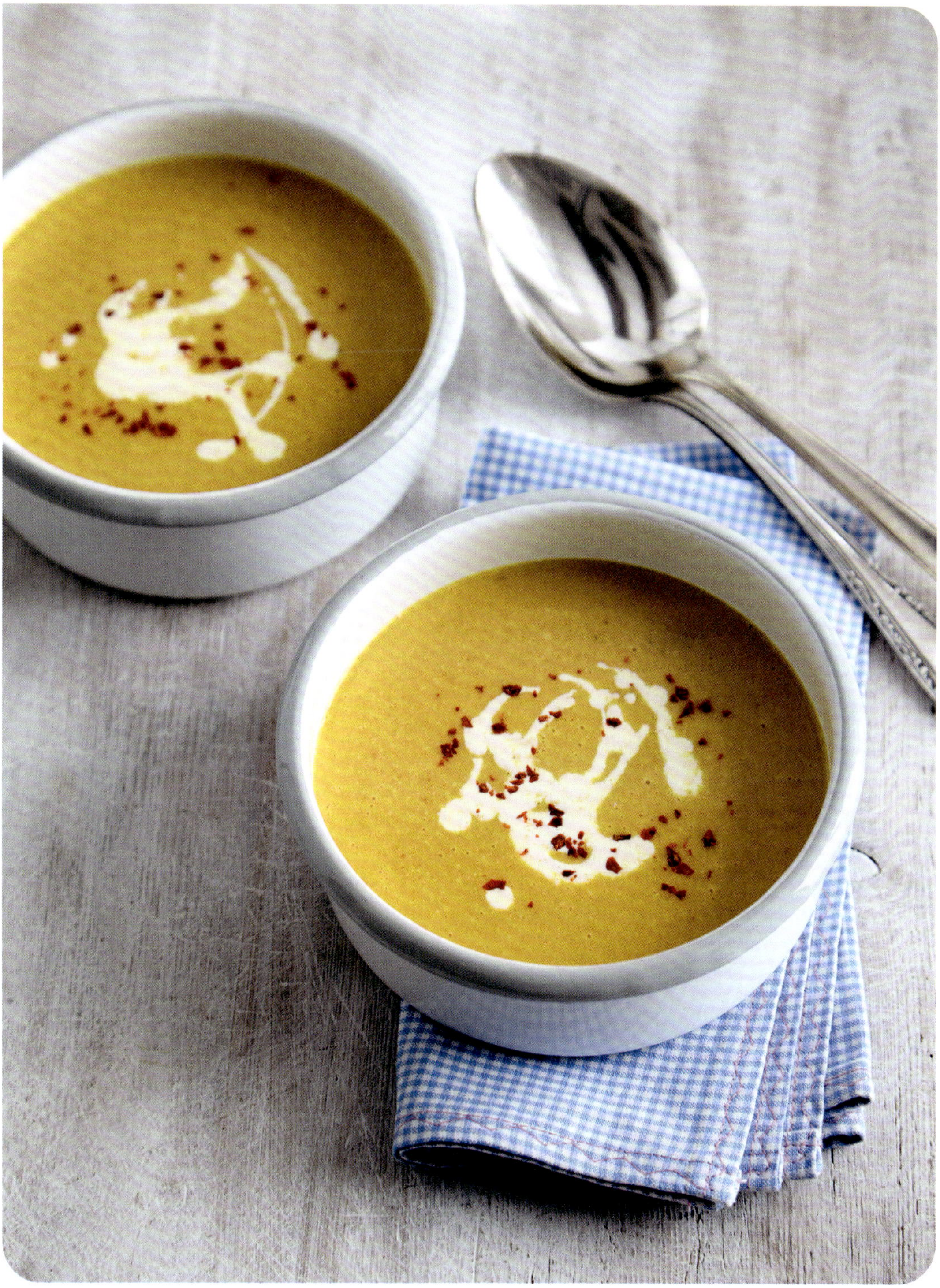

Herbstliche Kürbis-Buchweizen-Lasagne

Für 1 Portion
45–50 Min.

Für die Gemüseschicht
- 1 Stück Lauch (30 g)
- 1 TL Kokosöl
- 50 g gelbe Linsen
- 100 g geschälte Tomaten
- Natursalz
- schwarzer Pfeffer
- Koriander
- 100 g (Muskat-)Kürbis
- 50 g Buchweizen, geschält (oder Buchweizenbulgur, dann kürzere Garzeit)

Für die Béchamelsoße
- 1 EL Kokosöl
- 1 EL Buchweizenmehl
- 100 ml Pflanzenmilch (z. B. aus Soja, Mandeln), ungesüßt
- Natursalz
- schwarzer Pfeffer
- 1 Prise frisch geriebene Muskatnuss

● Den Backofen auf 180 °C Umluft vorheizen. Den Lauch längs halbieren und in feine Streifen schneiden. Das Kokosöl erhitzen und den Lauch darin ganz leicht anbraten.

● Die Linsen hinzufügen, mit den Tomaten ablöschen und ca. 10 Minuten köcheln lassen. Mit Salz, Pfeffer und Koriander würzen.

● Beim Kürbis den Strunk entfernen, halbieren, von den Kernen befreien und mit dem Schäler oder der Küchenreibe in dünne Scheiben hobeln (= Lasagneblätter).

● Den Buchweizen gründlich waschen und in kaltem Wasser oder Basenbrühe zum Kochen bringen. Die Hitze reduzieren und ca. 15 Minuten zugedeckt ausquellen (mit Buchweizenbulgur lässt sich dieser Schritt auf 5 Minuten abkürzen).

● Für die Bechamelsoße das Kokosöl erhitzen, das Buchweizenmehl darin kurz anschwitzen, mit der Pflanzenmilch aufgießen und gut würzen.

● Eine kleine Auflaufform mit etwas Öl bepinseln, dann beginnend mit einer Schicht Tomaten-Linsen-Sugo, dann einer Schicht Buchweizen, dann einer Schicht Béchamelsoße und zum Schluss einer Schicht Kürbisscheiben befüllen. Die Lasagne ca. 25–30 Minuten auf mittlerer Schiene backen.

● Auf hübschen Tellern anrichten und in Ruhe genießen.

Nährwerte pro Portion
KH 80,6 g • EW 25,4 g • F 19,5 g • 615 kcal

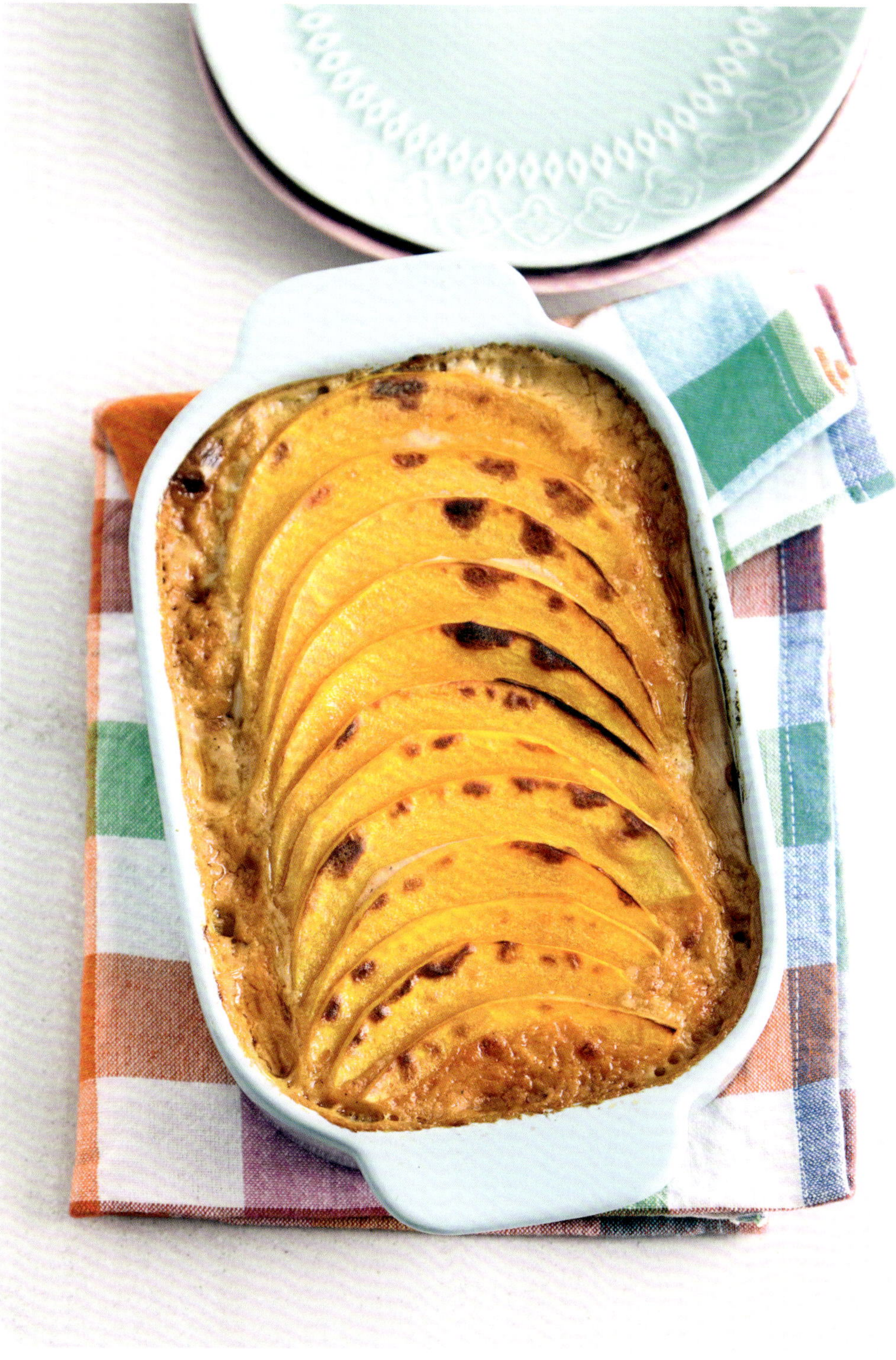

Rustikale Minestrone mit Pecorino-Akzent

Für 1 Portion
45 Min.

- 1 Stück Lauch (30 g)
- 1 Stück Staudensellerie (35 g)
- ½ Karotte (40 g)
- 1 Tomate (50 g)
- ½ festkochende Kartoffel (50 g)
- ¼ Zucchini (50 g)
- 75 g grüne Bohnen
- 1 EL Olivenöl
- 250 ml Basenbrühe oder Wasser
- Natursalz
- schwarzer Pfeffer
- Oregano
- frische Petersilie
- optional: 15 g Pecorino am Stück
- optional: ½ Knoblauchzehe

● Den Lauch der Länge nach vierteln und klein schneiden. Sellerie und Karotte in feine Scheiben schneiden. Die Stielansätze der Tomate entfernen. Tomate in 1 cm große Stücke schneiden. Kartoffel und Zucchini in etwa 1,5 cm große Würfel schneiden. Die Bohnen in etwa 2–3 cm lange Stücke schneiden.

● Olivenöl in einen Topf geben und den Lauch bei mittlerer Hitze etwas anschwitzen. Danach Sellerie, Karotte und Kartoffel zugeben und 2 Minuten lang anbraten. Dann Tomate, Zucchini und Bohnen hinzufügen und auch diese 2 Minuten mit anbraten.

● Nun die Brühe zugießen, kurz aufkochen und mit Salz, Pfeffer und Oregano würzen. Zugedeckt etwa 25–30 Minuten bei niedriger Hitze köcheln lassen.

● In der Zwischenzeit die Petersilie fein hacken, zur Seite stellen und den Pecorino fein reiben. Nach Belieben gegen Ende noch 1 Knoblauchzehe in die Suppe pressen und ordentlich umrühren.

● Die Suppe in einem Teller anrichten, mit Petersilie und Pecorino vollenden und in Ruhe genießen.

Nährwerte pro Portion
KH 17,0 g • EW 8,7 g • F 15,7 g • 255 kcal

Gemüse-Goldhirse mit cremiger Basen-Soße

Für 1 Portion
30 Min.

Für die Hirse
- 50 g Goldhirse
- 200 ml Basenbrühe oder Wasser
- Natursalz
- 1 TL Olivenöl

Für die Basen-Soße
- 35 g Knollensellerie
- 35 g Fenchel
- 1 EL Kokosöl
- 125 ml Basenbrühe oder Wasser
- Natursalz
- 1 EL Sojasauerrahm oder Schaf- bzw. Ziegengervais
- Petersilie, frisch oder getrocknet

Für das Gemüse
- ½ Zucchini (100 g)
- 1 Karotte oder Pastinake (80 g)
- 1 Stück Lauch (30 g)
- Natursalz
- schwarzer Pfeffer
- frische Petersilie

- Die Hirse in einem Topf mit Basenbrühe oder Wasser zum Kochen bringen. 15 Minuten köcheln lassen und anschließend zugedeckt 20 Minuten weichdünsten. Zwischendurch salzen und bei Bedarf etwas Flüssigkeit nachgießen. Mit Olivenöl gut auflockern.

- Für die Basen-Soße den Sellerie und Fenchel klein schneiden. In Kokosöl kurz anschwitzen, mit der Basenbrühe aufgießen, salzen und garkochen.

- Sojasauerrahm oder Gervais und etwas Petersilie hinzufügen und mit dem Stabmixer fein pürieren.

- Das Gemüse in die gewünschte Form bringen und im Dampfgarer oder in einem Topf mit Dämpfeinsatz bissfest garen. Mit Salz und Pfeffer würzen und mit der Basen-Soße vermengen.

- Die Hirse auf einem Teller hübsch anrichten (zum Beispiel mit einem Eisportionierer), das Gemüse mit der Soße dazugeben, mit frisch gehackter Petersilie vollenden und in Ruhe genießen.

Nährwerte pro Portion
KH 44,2 g • EW 10,0 g • F 24,0 g • 445 kcal

Gebackener Quinoa-Gemüsemix mit Spiegelei

Für 1 Portion
35 Min.

50 g Quinoa • 125 ml Basenbrühe oder Wasser • Natursalz • ¼ Zucchini (80 g) • ¼ Aubergine (80 g) • ½ Paprika (75 g) • ½ Zwiebel (25 g) • 2 EL Olivenöl • schwarzer Pfeffer • Thymian • Rosmarin • 1 Msp. Chiliflocken • 1–2 Hühnereier • 1 TL Kokosöl • frische Petersilie

- Quinoa in einem Topf mit Basenbrühe oder Wasser zum Kochen bringen. 10 Minuten köcheln lassen und anschließend zugedeckt 10 Minuten weichdünsten. Zwischendurch salzen und bei Bedarf etwas Flüssigkeit nachgießen. Den Backofen auf 180 °C vorheizen.

- Zucchini und Aubergine in 1 cm dicke Scheiben schneiden, den Paprika in grobe Streifen und die Zwiebel in Spalten. In einer Schüssel Olivenöl, Salz, Pfeffer und Gewürze vermengen und das Gemüse unterrühren. Dann das Gemüse auf ein Backblech geben und im Backofen etwa 25–30 Minuten garen (die Gardauer kann je nach Gemüsesorte variieren, daher einfach mehrmals kontrollieren).

- Aus den Eiern in der Pfanne mit etwas Kokosöl Spiegeleier braten.

- Quinoa, Gemüse und Spiegelei auf dem Teller anrichten, mit frisch gehackter Petersilie vollenden und in Ruhe genießen.

Nährwerte pro Portion
KH 36,9g • EW 18,6g • F 35,0g • 540 kcal

Tofuwürfel im Zucchinimantel auf Kartoffelbeet

Für 1 Portion
30 Min.

2 Kartoffeln (150 g) • 1 Stück Sellerieknolle (30 g)• 1 Karotte (80 g) • 200 ml Basenbrühe oder Wasser • 1 EL Mandelmus • Natursalz • 1 Prise frisch geriebene Muskatnuss • ½ Zucchini (50 g) • 75 g Tofu, geräuchert oder natur • 1 TL Kokosöl • frischer Schnittlauch

- Kartoffeln und Sellerie klein würfeln. Die Karotte nach Belieben schälen und in längliche Streifen schneiden. Das Gemüse mit Basenbrühe oder Wasser 10 Minuten kochen. Ein Viertel der Würfel und die gesamten Karottenstreifen herausnehmen und den Rest mit Mandelmus, Salz und Muskatnuss zu einem Püree mixen. Das Gemüse mit dem Püree vermengen und nicht weiter erhitzen.

- Zucchini mit einem Schälmesser oder einer Küchenreibe in dünne, längliche Streifen schneiden und leicht salzen. Den geräucherten Tofu in etwa 2×3 cm große Würfel schneiden. Die Würfel mit den Zucchinistreifen umwickeln, mit einem Zahnstocher fixieren und kurze Zeit in Kokosöl braten.

- Zucchini-Tofu-Würfel auf dem Kartoffelgemüse anrichten, mit frischen Schnittlauchröllchen vollenden und in Ruhe genießen.

Nährwerte pro Portion
KH 32,5 g • EW 27,8 g • F 20,2 g • 435 kcal

» Gebackener Quinoa-Gemüsemix mit Spiegelei

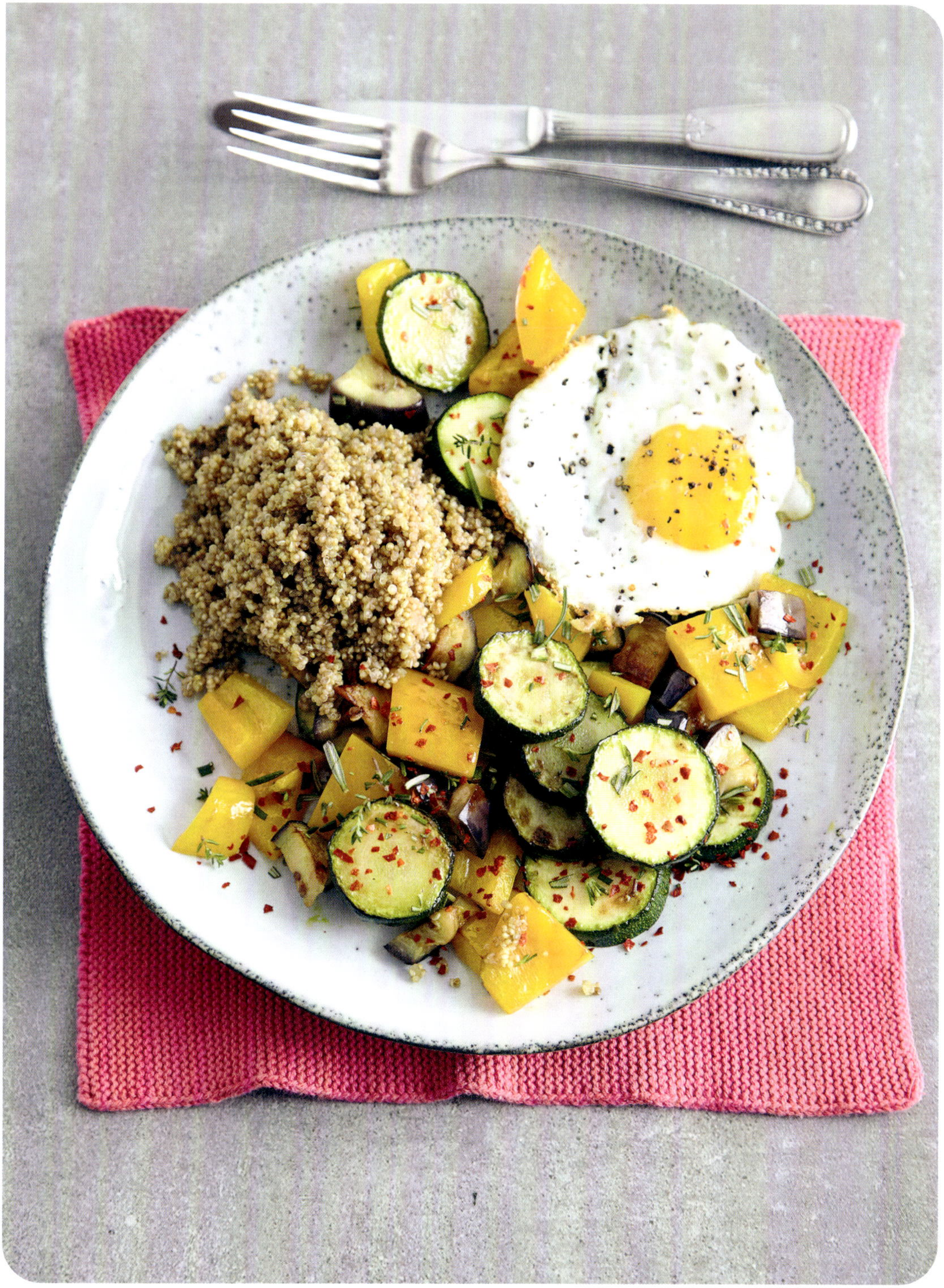

Wirsing-Päckchen mit herzhafter Füllung

Für 1 Portion
45 Min.

- 1 Süßkartoffel (100 g)
- 200 ml Basenbrühe oder Wasser
- 3 größere Wirsingblätter
- 6 Champignons (60 g)
- 1 Zwiebel (40 g)
- 1 TL Kokosöl
- 150 g gekochte Kichererbsen
- 1 EL gehackte Walnüsse
- Koriander
- Rosmarin
- Natursalz
- schwarzer Pfeffer
- 1 TL Tahin
- 50 ml Basenbrühe
- 1 EL Tomatenmark
- 1 TL Kokosöl
- frische Kräuter

● Die Süßkartoffel waschen, wenn nötig, schälen, in 1,5 cm große Würfel schneiden und mit etwas Basenbrühe oder Wasser zum Kochen bringen und zugedeckt weich garen.

● Die Wirsingblätter in einem Topf mit Dämpfeinsatz oder im Dampfgarer schonend zubereiten bzw. für 2–3 Minuten in kochendem Salzwasser blanchieren. Dann herausnehmen, abtropfen lassen, die dicken Mittelrippen der Wirsingblätter mit einem Messer herausschneiden und die Blätter beiseitelegen.

● In der Zwischenzeit die Champignons in kleine Stücke und die Zwiebel in feine Würfel schneiden.

● Kokosöl in einer Pfanne erhitzen und die Zwiebel darin glasig anschwitzen. Gegen Ende die Champignons, die fertig gekochten Süßkartoffelwürfel und die Kichererbsen sowie die gehackten Walnüsse hinzugeben. Die fertige Füllung mit den frischen oder getrockneten Gewürzen und dem Tahin abschmecken.

● Je 2–3 EL der Pilz-Gemüse-Nuss-Füllung auf ein Wirsingblatt geben und die Seiten einschlagen, dann die Blätter aufrollen. Ein Viertel der Füllung für die Soße aufheben! Die Rouladen am besten mit Zahnstochern fixieren oder mit Küchengarn verschnüren.

● Dann die übrige Pilz-Gemüse-Nuss-Füllung nochmals leicht in der Pfanne erhitzen. Mit etwas Basenbrühe ablöschen, Tomatenmark unterrühren und kurz köcheln lassen. Alles fein zu einer Soße mixen.

● Im Anschluss die fertigen Rouladen mit etwas Kokosöl rundum anbraten. Gemeinsam mit der Soße anrichten, mit gehackten frischen Kräutern vollenden und in Ruhe genießen.

Nährwerte pro Portion
KH 53,0 g • EW 16,2 g • F 25,3 g • 525 kcal

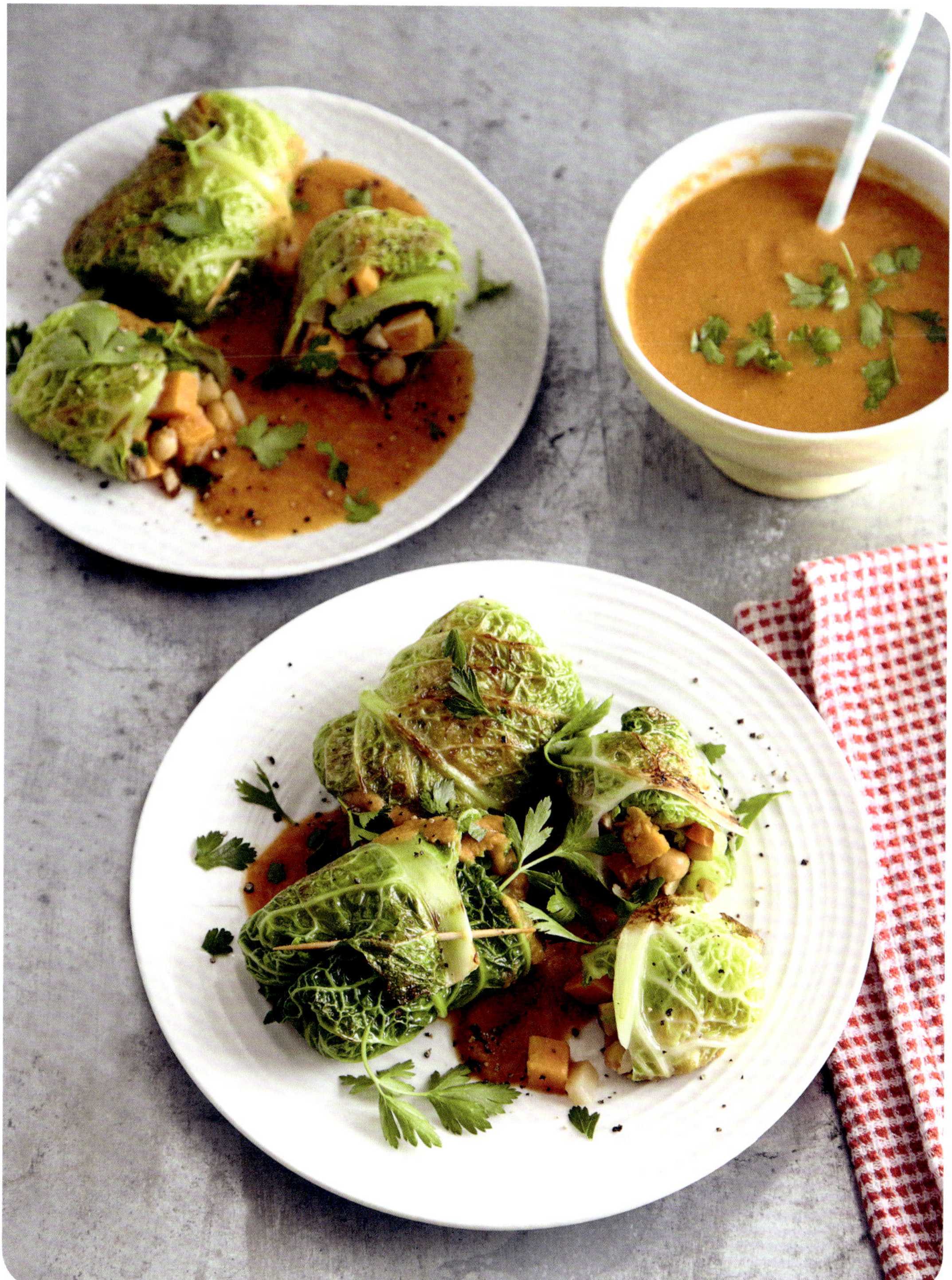

Pikante Kartoffel-Törtchen

Für 1 Portion

30 Min. + 30 Min. Backzeit

- 2 Kartoffeln, mehligkochend (200 g)
- 1 Karotte (80 g)
- 1 Stück Lauch (30 g)
- 1 EL ungeschälte Hanfsamen
- 75 g Büffelmozzarella
- ½ TL Paprikapulver, edelsüß
- Natursalz
- schwarzer Pfeffer
- optional: 50 g Hühnerfilet oder Putenschinken
- 1 Hühnerei
- Plus: Muffinform inkl. Papierförmchen zum Einlegen

● Die Kartoffeln (nach Belieben auch ungeschält und nur gründlich gewaschen) in kleine Würfel schneiden und in einem Topf mit wenig Wasser bei mittlerer Hitze 15 Minuten zugedeckt garen. Den Backofen auf 175 °C vorheizen.

● In der Zwischenzeit die Karotte grob raspeln. Den Lauch längs vierteln und fein schneiden. Die Hanfsamen in einer Pfanne ohne Öl zum Poppen bringen und dann von der Hitze nehmen. Den Mozzarella in Würfel schneiden.

● Karotten, Lauch und Mozzarella zusammen mit den Gewürzen unter die fertigen Kartoffeln mischen.

● Optional können Sie auch etwas gebratenes Hühnerfleisch oder Putenschinken klein schneiden und in den Muffinteig einrühren. Das Ei separat verquirlen und dann ebenfalls unterrühren.

● Die Papierförmchen in die Muffinform geben, den Teig einfüllen und die Hanfsamen darüberstreuen. Anschließend 30 Minuten backen. Die fertigen Muffins 10 Minuten abkühlen lassen und dann genießen.

Tipp Die Törtchen bzw. Muffins können auch gut zur Arbeit oder auf Ausflüge mitgenommen werden.

Nährwerte pro Portion

KH 35,1 g • EW 30,0 g • F 22,6 g • 475 kcal

Pasta Detoxicana

Für 1 Portion
20 Min.

3 Cocktail-Tomaten • ½ Zwiebel (25 g) • 100 g Artischockenherzen (frisch gekocht oder in Lake eingelegt) • frisches Basilikum • 100 g Rote-Linsen-Pasta • 1 TL Kokosöl • 1 EL Kapern • 1 TL Mariendistelöl • Natursalz • schwarzer Pfeffer • optional: 10 g Pecorino

- Die Cocktail-Tomaten halbieren, die Zwiebel würfelig schneiden und die Artischocken abgießen und klein schneiden. Das frische Basilikum fein hacken.
- Die Linsen-Pasta in reichlich Salzwasser gemäß Packungsangabe bissfest kochen und abgießen.
- Während die Nudeln kochen, Kokosöl in einer Pfanne erhitzen und Zwiebeln, Tomaten, Artischocken und Kapern darin 5 Minuten anbraten. Anschließend die Pasta und das frische Basilikum mit dem Mariendistelöl unterheben, kurz umrühren und mit Salz und Pfeffer abschmecken.
- In einem tiefen Teller anrichten, die Pasta nach Belieben mit frisch geriebenem Pecorino vollenden und in Ruhe genießen.

Nährwerte pro Portion
KH 66,2 g • EW 31,2 g • F 14,7 g • 525 kcal

Hawaii-Spieße mit aromatischem Basmatireis

Für 1 Portion
30 Min.

75 g Basmatireis • 150 ml Wasser • 1 Gewürznelke • 1 Kardamomkapsel • 1 Sternanis • ½ Lorbeerblatt • 2 Holzspieße • Natursalz • 1 TL Sesamkörner • 1 TL Reissirup • 1 TL Limettensaft • Chiliflocken • 100 g Tofu, natur • 2 Scheiben reife Ananas (100 g) • ½ grüne Paprika (75 g) • Natursalz • schwarzer Pfeffer • 1 TL Kokosöl • frischer Koriander

- Basmatireis mit Wasser, Gewürzen und Salz aufkochen und zugedeckt bei niedriger Hitze köcheln.
- Inzwischen den Sesam in der Pfanne bei mittlerer Hitze anrösten, bis er schön zu duften beginnt. Dann von der Hitze nehmen und mit Reissirup, Limettensaft und Chiliflocken vermischen. Den Tofu in 2 cm große Würfel schneiden und 15 Minuten in der Marinade ziehen lassen.
- Ananas und Paprika ebenfalls in 2 cm große Würfel schneiden. Tofu, Ananas und Paprika abwechselnd auf die Spieße stecken und mit Salz und Pfeffer würzen.
- Kokosöl in einer Pfanne erhitzen. Die Spieße unter Wenden braten und dabei nach Belieben noch mit der restlichen Marinade bepinseln. Spieße und Basmatireis anrichten und nach Geschmack mit etwas gehacktem frischen Koriander vollenden. Entspannt genießen.

Nährwerte pro Portion
KH 80,5 g • EW 23,4 g • F 15,1 g • 560 kcal

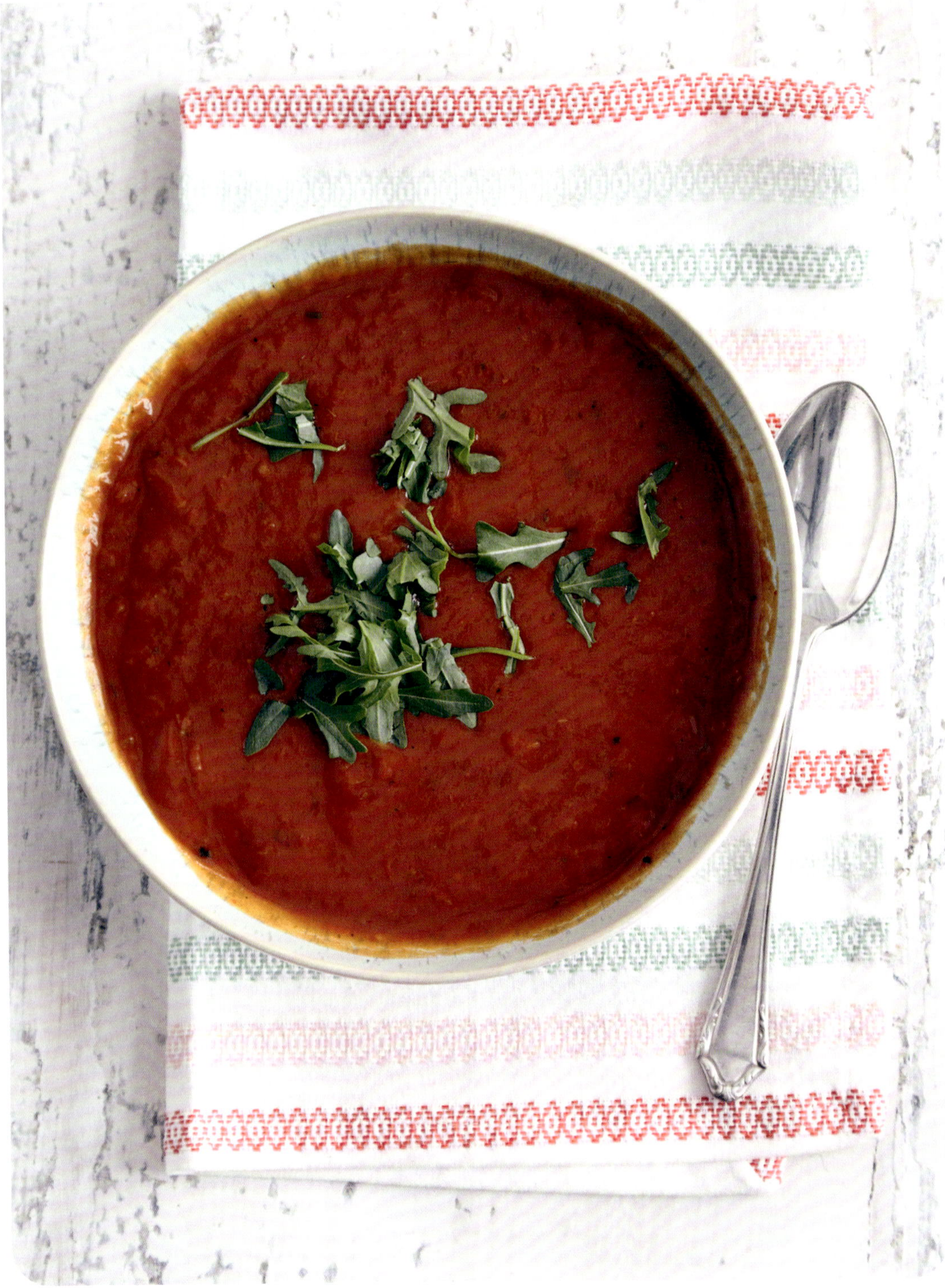

Außergewöhnliche Radicchio-Suppe

Für 1 Portion
25 Min.

¼ Blumenkohl (200 g) • 1 Stück Fenchel (20 g) • 150–200 ml Basenbrühe oder Wasser • ¼ kleiner Radicchio (30 g) • 1 TL Olivenöl • 1 Knoblauchzehe • 2 EL Sojasauerrahm (35 g) • Natursalz • Muskatnuss • 1–2 TL Verjus • 1 TL Basilikumpesto

- Den Blumenkohl zerteilen und den Fenchel klein schneiden. Beides mit Basenbrühe oder Wasser in einem Topf geben und 10–15 Minuten auf kleiner Flamme kochen.

- Den Radicchio in gleichmäßige, feine Streifen schneiden. Olivenöl in einem Topf erhitzen, den Radicchio darin kurz anbraten, den Knoblauch zerdrücken und zugeben.

- Den Topf von der Hitze nehmen, Sojasauerrahm dazugeben und mit Salz, Muskatnuss und etwas Verjus abschmecken. Die Suppe am besten in einen tiefen Teller füllen, mit etwas Basilikumpesto beträufeln und in Ruhe genießen.

Nährwerte pro Portion
KH 8,5g • EW 6,7g • F 19,4g • 245 kcal

« Sonnenverwöhnte Tomatensuppe

Sonnenverwöhnte Tomatensuppe

Für 1 Portion
25 Min.

1 Stück Lauch (30 g) • 4 reife Tomaten (250 g) • 1 EL Olivenöl • 1 EL Tomatenmark • Thymian • Rosmarin • 150 ml Basenbrühe oder Wasser • ½ Lorbeerblatt • optional: ½ Knoblauchzehe • Natursalz • schwarzer Pfeffer • frischer Rucola

- Den Lauch der Länge nach vierteln und fein schneiden. Die Tomaten in etwa 2 cm große Stücke schneiden.

- Olivenöl in den Topf geben und den Lauch darin kurz anschwitzen. Dann das Tomatenmark, Thymian und Rosmarin hinzugeben und kurz mit anbraten. Mit den geschnittenen Tomaten ablöschen, die Brühe dazugießen und kurz aufkochen. Das Lorbeerblatt zugeben, auf Wunsch den Knoblauch hineinpressen und etwa 15 Minuten zugedeckt bei niedriger Hitze köcheln lassen.

- Den Topf von der Hitze nehmen, das Lorbeerblatt entfernen und die Suppe fein pürieren. Mit Salz und Pfeffer abschmecken.

- Die Suppe nach Belieben mit etwas frisch gehackten Blättern Rucola vollenden und in Ruhe genießen.

Nährwerte pro Portion
KH 9,3 g • EW 3,6 g • F 10,6 g • 160 kcal

Köstliche Zucchini mit grüner Mojo-Sauce

Für 1 Portion
30 Min.

- ¼ Bund frische Petersilie
- ¼ Bund frischer Koriander
- ½ reife Avocado
- ½ Knoblauchzehe
- 1 TL Mariendistelöl
- Natursalz
- 1 Msp. Kreuzkümmel
- 1 EL Zitronensaft
- ½ große Zucchini (150 g)
- 1 EL Buchweizenmehl
- ½ TL Paprikapulver, edelsüß
- Cayennepfeffer
- 1 EL Kokosöl

● Petersilie und Koriander abbrausen, trocken schütteln und grob schneiden. Die Avocado schälen und grob zerkleinern.

● Zuerst die Knoblauchzehe mit Öl, Salz, Kreuzkümmel und Zitronensaft pürieren. Dann die frischen Kräuter dazugeben, dabei einen kleinen Teil zum Garnieren aufbewahren. Nochmals pürieren, um die Kräuter noch etwas feiner zu zerkleinern. Abschließend die Avocadostücke hinzufügen und noch einmal pürieren. Sie entscheiden selbst, ob Sie die Mojo kräftig durchpürieren, um eine cremige Konsistenz wie Mayonnaise zu erhalten, oder ob Sie eine eher grobe Textur bevorzugen.

● Anschließend die Zucchini in 0,5–1 cm dicke Scheiben schneiden. Mehl, Paprikapulver, Salz und 1 Prise Cayennepfeffer vermengen und die Zucchinischeiben darin wenden. In einer Pfanne Kokosöl erhitzen und die Zucchinischeiben goldbraun braten. Danach auf Küchenpapier abtropfen lassen.

● Die Zucchinischeiben gemeinsam mit der Mojo-Sauce auf einem flachen Teller anrichten, mit frischen Kräutern vollenden und in Ruhe genießen.

Tipp Die kanarische »Mojo verde« passt als Dip ebenso perfekt zu Tapas, Fingerfood und Antipasti.

Nährwerte pro Portion
KH 14,7 g • EW 6,3 g • F 39,2 g • 440 kcal

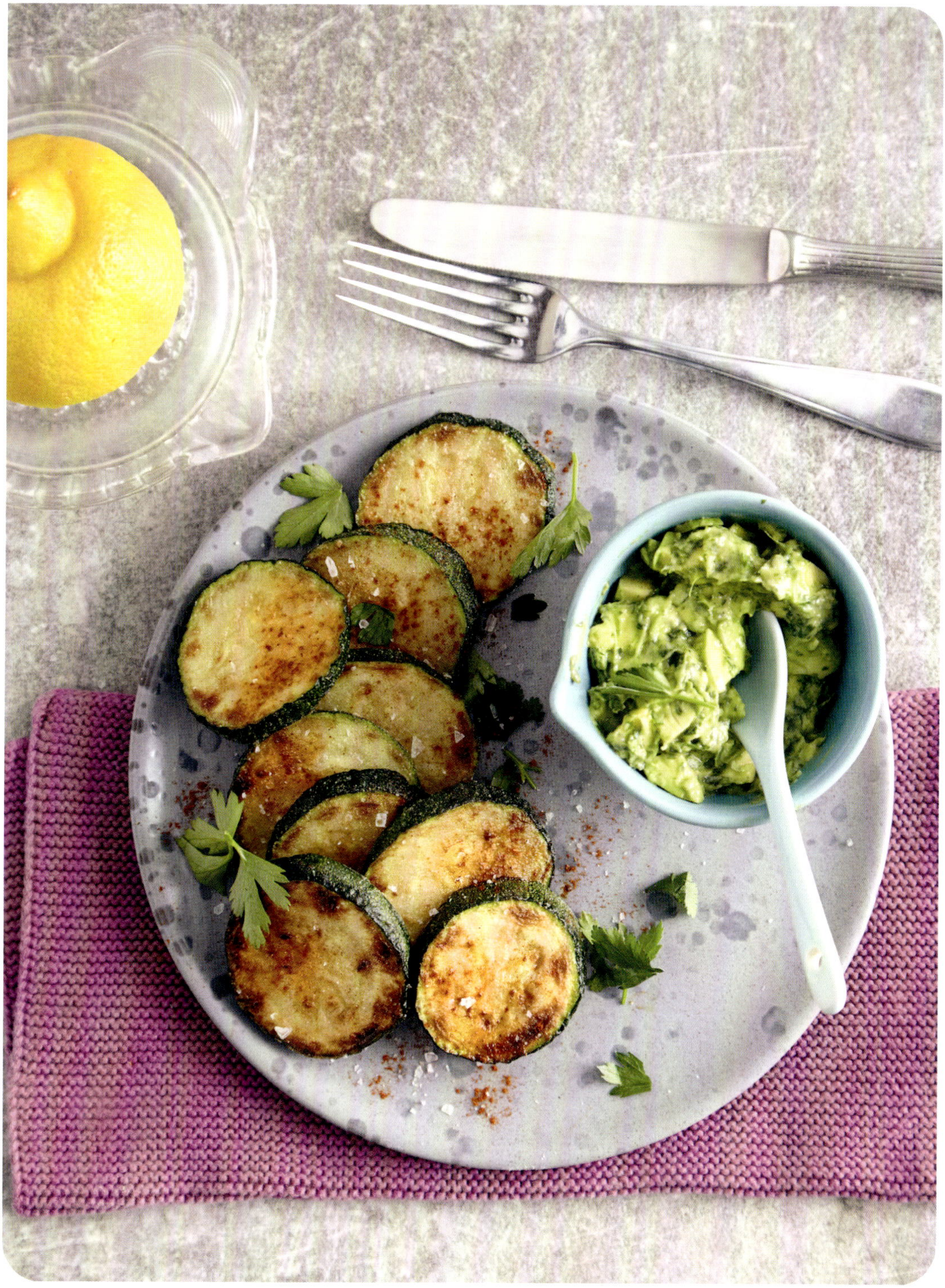

Leichtes Kartoffel-Basengenuss-Süppchen

Für 1 Portion
20 Min.

2 Kartoffeln, mehligkochend (160 g) • 250 ml Basenbrühe oder Wasser • Majoran • Thymian • Kümmel • 1 Lorbeerblatt • Natursalz • schwarzer Pfeffer • 1 EL Sojasauerrahm oder Schaf- bzw. Ziegengervais • Muskatnuss

- Die Kartoffeln schälen, in 1 cm große Würfel schneiden und mit der Basenbrühe oder dem Wasser in einen Topf geben. Mit Majoran, Thymian, Kümmel und Lorbeerblatt würzen und nach Belieben noch etwas Salz und Pfeffer hinzufügen. Aufkochen und etwa 15 Minuten zugedeckt köcheln lassen, bis die Kartoffeln weich sind.

- Den Topf vom Herd nehmen, das Lorbeerblatt entfernen und die Suppe mit 1 EL Sojasauerrahm und einer Priese frisch geriebener Muskatnuss vollenden. Nach Belieben kann die Suppe auch püriert werden.

Nährwerte pro Portion
KH 32,5 g • EW 27,8 g • F 20,2 g • 435 kcal

Cremige Brokkolisuppe mit Lachs-Akzent

Für 1 Portion
20 Min.

175 g Brokkoli • ½ Zwiebel (25 g) • 20 g Cashewkerne • 1 TL Kokosöl • 250 ml Basenbrühe • Natursalz • schwarzer Pfeffer • 1 TL Zitronensaft • Muskatnuss • 50 g Räucherlachs aus Wildfang

- Den Brokkoli in Röschen zerteilen, den Strunk schälen und in 1 cm dicke Würfel schneiden. Die Zwiebel würfelig schneiden und die Cashewkerne hacken.

- Kokosöl im Topf erhitzen und die Zwiebeln darin anschwitzen, bis sie leicht gebräunt sind. Den Brokkoli und die gehackten Cashewkerne zugeben und 2 Minuten mit anbraten. Mit der Brühe ablöschen, kurz aufkochen und zugedeckt bei mittlerer Hitze 10 Minuten köcheln lassen.

- Den Topf vom Herd nehmen, die Suppe eher grob pürieren und mit Salz, Pfeffer, etwas Zitronensaft und einer Prise frisch geriebener Muskatnuss abschmecken. Nach Belieben mit ein paar Räucherlachsstreifen vollenden und in Ruhe genießen.

Nährwerte pro Portion
KH 12,1 g • EW 10,5 g • F 13,9 g • 215 kcal

Würzige Karotten auf Linsen-Tomatenbett

Für 1 Portion
⏲ 60 Min.

- 1 Stück frischer Ingwer
- 1 TL Reissirup
- Natursalz
- schwarzer Pfeffer
- 1 EL Olivenöl
- 1 TL Zitronensaft
- 3 Karotten (250 g)
- 1 TL (schwarzer) Sesam
- frischer Liebstöckel
- ½ Zwiebel (25 g)
- 1 EL Kokosöl
- 2 EL Tomatenmark
- Rosmarin
- optional: ½ Knoblauchzehe
- 100 g gekochte Linsen
- 1 TL Mariendistelöl
- 1 TL Limettensaft

● Den Backofen auf 175 °C vorheizen. Für die Marinade den Ingwer mit der Knoblauchpresse in eine Schale pressen, Reissirup, Salz, Pfeffer, Olivenöl und Zitronensaft dazugeben und gut vermischen.

● Die Karotten schälen und von allen Seiten dick mit der Marinade bestreichen. Auf ein Backblech mit Backpapier legen, mit Sesam bestreuen und etwa 50 Minuten backen. Anschließend die Temperatur um 50 °C erhöhen und weitere 5 Minuten backen, bis die Karotten leicht gebräunt sind.

● Zwischenzeitlich für das Püree den Liebstöckel abbrausen, trocken schütteln und grob hacken. Die Zwiebel würfelig schneiden und anschließend in einer Pfanne mit Kokosöl anschwitzen. Das Tomatenmark hinzufügen, mit Salz, Pfeffer und Rosmarin würzen und noch etwas anbraten. Optional den Knoblauch hineinpressen.

● Dann die gekochten Linsen untermischen und das Ganze von der Hitze nehmen. Den Liebstöckel, das Mariendistelöl und den Limettensaft einrühren. Nach Belieben mit dem Stabmixer impulsartig durchmixen, sodass eine sämige Konsistenz entsteht, ein paar Linsen aber noch bissfest bleiben.

● Die fertigen Karotten aus dem Ofen nehmen und auf einem Linsen-Tomaten-Bett anrichten. Mit etwas gehacktem, frischem Liebstöckel vollenden und in Ruhe genießen.

Nährwerte pro Portion
KH 31,3 g • EW 9,8 g • F 27,4 g • 430 kcal

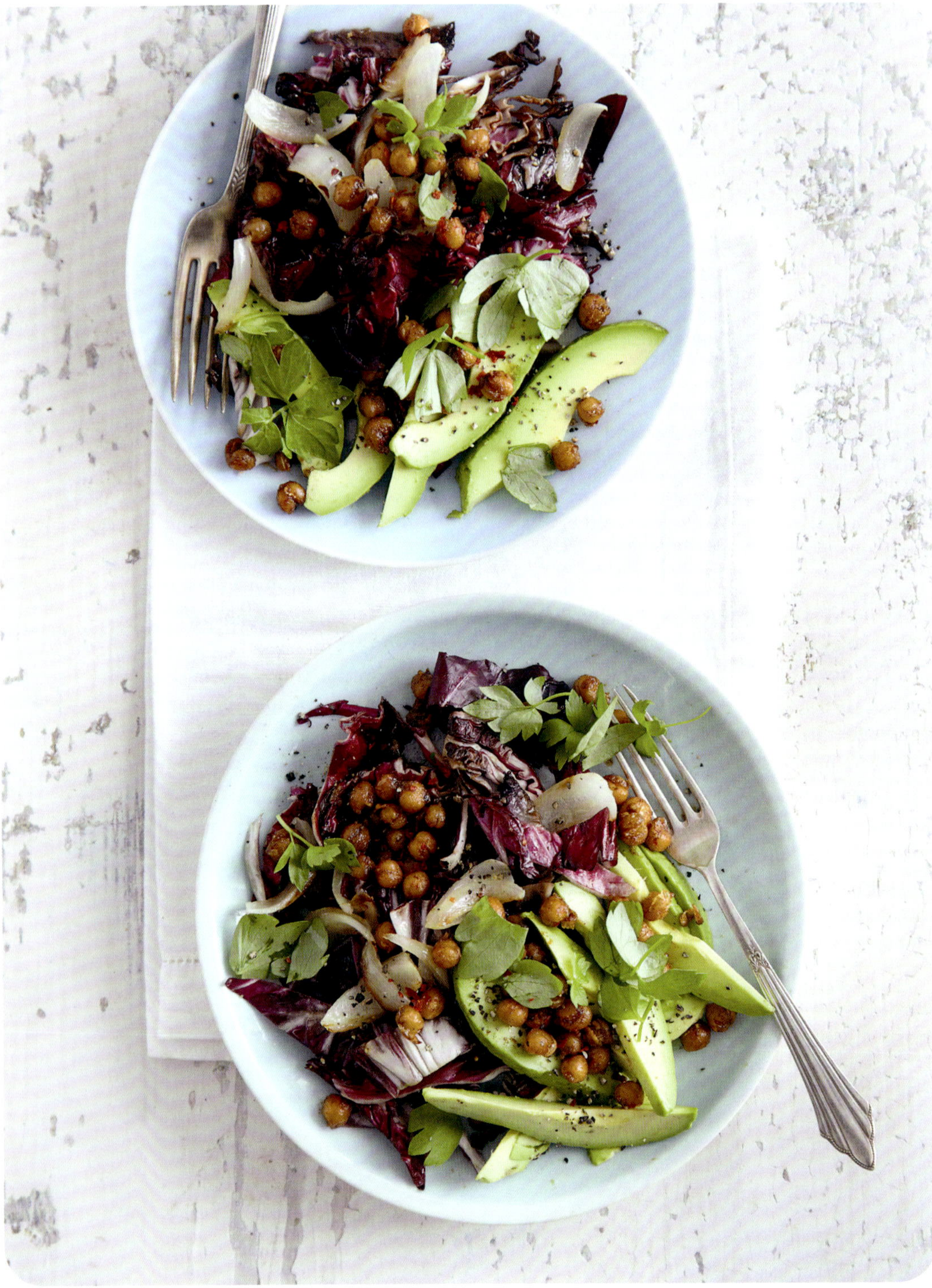

Avocado mit Tandoori-Kichererbsen

Für 1 Portion
25 Min.

½ Radicchio (100 g) • ½ Zwiebel (25 g) • ½ Avocado • 1 TL Kokosöl • 100 g Kichererbsen, gekocht • ½ TL Chiliflocken • ½ TL Paprikapulver, edelsüß • ½ TL Currypulver • Natursalz • 1 TL Kokosöl • schwarzer Pfeffer • frischer Liebstöckel

- Den Radicchio der Länge nach vierteln, von den Strünken befreien und in feine Streifen schneiden. Die Zwiebel abziehen und achteln und die Avocado schälen und in 1 cm dicke Scheiben schneiden.

- In einer Pfanne Kokosöl erhitzen, die Kichererbsen hinzufügen und unter Rühren scharf anbraten. Chiliflocken, Paprikapulver und Currypulver unterrühren und mit Salz abschmecken. Anschließend beiseitestellen.

- Nochmals Kokosöl in einer Pfanne erhitzen und nun die Zwiebel darin anschwitzen. Die Radicchio-Streifen hinzufügen und bei geringer Hitze leicht braten. Mit Salz und Pfeffer abschmecken.

- Den Radicchio-Mix zusammen mit den Avocadoscheiben auf einem Teller anrichten, die Kichererbsen hinzufügen und – falls zur Hand – mit etwas gehacktem Liebstöckel vollenden.

Nährwerte pro Portion
KH 19,7 g • EW 8,9 g • F 35,3 g • 440 kcal

« Avocado mit Tandoori-Kichererbsen

Goldbraune Kohlrabi-Schnitzelchen

Für 1 Portion
15 Min.

1 Kohlrabi (200 g) • 2 EL Kastanien- oder Kokosmehl • Natursalz • schwarzer Pfeffer • 1 EL Kokosöl • 1 EL Sojasauerrahm oder Schaf- bzw. Ziegengervais • Pesto nach Wahl

- Den Kohlrabi schälen und in 1 cm dicke Scheiben schneiden. Mit dem Dämpfeinsatz im Topf oder im Dampfgarer schonend garen bzw. mit wenig Wasser dünsten. Dem Kastanienmehl etwas Salz und nach Belieben Pfeffer zufügen, die Kohlrabischeiben darin wenden und in einer Pfanne mit Kokosöl ausbacken.

- Kohlrabi-Schnitzel auf einem Teller anrichten, mit Sojasauerrahm oder Gervais und etwas Pesto vollenden und in Ruhe genießen.

Variante Selbiges funktioniert übrigens auch hervorragend mit Knollensellerie.

Nährwerte pro Portion
KH 21,7 g • EW 5,2 g • F 13,7 g • 230 kcal

Service

Einkaufsliste für Ihre erste Leberreinigung

Um Ihnen den Start in Ihr persönliches Leberreinigungsprogramm so einfach und entspannt wie möglich zu machen, haben wir für Sie eine komplette Einkaufsliste erstellt. Diese Liste können Sie ganz bequem als PDF unter dem Link in unseren Empfehlungen hinten im Buch (Seite 159) herunterladen und ausdrucken.

Bitterstoffe

Bitterstoffe sind für die gesunde Funktion Ihrer Leber unerlässlich. Sie unterstützen nicht nur die Reinigung und Regeneration der Leber, sondern fördern auch die Verdauung und stimulieren die Produktion von Verdauungssäften. Um Ihnen eine optimale Unterstützung Ihrer Leber bei deren Reinigungs- und Regenerationsprozessen zu bieten, haben wir Bitterstoffe in drei verschiedenen Darreichungsformen entwickelt.

- »Dr. Wunder Hepy-Tee«: unser sorgfältig zusammengestellter Lebertee.
- »Dr. Wunder Hepy-Bitter«-Tinktur: In dieser Tinktur stehen Ihnen die Bitterstoffe in höherer Konzentration zur Verfügung.
- »Dr. Wunder Hepy-Kapseln«: als Alternative für diejenigen, die Wert auf eine einfache und geschmacksneutrale Einnahme legen.

Basenpulver bzw. -kapseln

- »Dr. Wunder Base 5«-Pulver: ein hochwirksames und reines Basenpulver, frei von jeglichen Zusatz-/Füllstoffen und Aromen.
- »Base 5 plus«-Kapseln: alternativ unser Basenpulver in Kapselform

Salinische Abführhilfe

- »Dr. Wunder Hydrocol«: eine einzigartig effektive und gleichzeitig geschmacksneutrale und sulfatfreie Abführhilfe.
- Bittersalz (Magnesiumsulfat) aus der Apotheke (Bitte berücksichtigen Sie, dass bei der Verwendung von Bittersalz als Alternative eine Anpassung der Dosierung nach oben notwendig sein könnte, um den gewünschten Effekt zu erreichen. Zudem können sich die Zeitpunkte der Einnahme im Vergleich zu unserer empfohlenen Abführhilfe unterscheiden.)

Einlaufgerät

Für die Durchführung eines Einlaufs benötigen Sie ein klassisches Einlaufset, das mindestens 1 Liter Flüssigkeit fassen kann. Um die Wirksamkeit zu steigern und die Handhabung zu vereinfachen, empfiehlt sich die Verwendung einer zusätzlichen flexiblen Einlaufhilfe, auch Darmrohr genannt. Diese bietet deutlich bessere Ergebnisse. In den Einlaufsets von Dr. Wunder sind solche flexiblen Einlaufhilfen bereits enthalten, sodass Sie alles Notwendige für eine effektive und komfortable Anwendung zur Hand haben.

Basenbrühe

- »Wunderleichte Basenbrühe«: zum Selberkochen (Rezept auf Seite 60).
- »Dr. Wunder Wunderbrühe«: die hochwertige und praktische Alternative, falls Sie die Basenbrühe nicht eigenhändig zubereiten möchten. Diese Instant-Lösung bietet Ihnen eine schnelle und dennoch qualitativ hochwertige Möglichkeit, um jederzeit in den Genuss einer nährstoffreichen Basenbrühe zu kommen.

Rohkostsäfte

Um Ihnen die Zubereitung eigener Fastensäfte zu erleichtern, finden Sie im Buch (Seite 66) eine sorgfältig ausgewählte Liste mit geeigneten Gemüse- und Obstsorten sowie drei empfohlene Saftkombinationen.

Sollten Sie jedoch die Säfte nicht selbst herstellen wollen, empfehlen wir Ihnen als Alternative fertige Rohkostsäfte von entsprechender Qualität. Eine Empfehlung hierfür finden Sie in der Einkaufsliste im Bonusmaterial unter dem Link hinten im Buch (Seite 159).

Lebercocktail

- »Dr. Wunder Hepy-Öl« oder ein anderes hochwertiges Mariendistelöl in Bio-Qualität
- 2 Grapefruits in Bio-Qualität für den frisch gepressten Grapefruitsaft

Kaffee für den Einlauf

- 250 Gramm Rohkaffee in Bio-Qualität.

Wichtig dabei ist, dass der Kaffee keine Röststoffe aufweist und einen hohen Gehalt an Chlorogensäure und Palmitinsäure besitzt. Der »Dr. Wunder Hepy-Kaffee« erfüllt genau diese Voraussetzungen für den Einsatz als Einlaufkaffee. Zusätzlich zeichnet er sich durch einen groben Mahlgrad aus, der das Einkochen und die Handhabung vereinfacht.

Unterstützende Tees

»Dr. Wunder N.R.Gi-Tee«: ein sorgfältig zusammengestellter Kräutertee, angereichert mit Kakaoschalen, der gezielt zur Aktivierung des Kreislaufs entwickelt wurde. Zusätzlich überzeugt er durch seinen köstlichen Geschmack. Alternativen: Grüntee, Matcha, Mate oder Guayusa

»Dr. Wunder Basen-Tee«: Als ergänzende Maßnahme während der gesamten Dauer der Kur und auch darüber hinaus empfehlen wir den Genuss von Basentee, um den Säure-Basen-Haushalt Ihres Körpers auszugleichen. Unser wohlschmeckender und effektiver Tee besteht aus einer sorgfältig ausgewählten Mischung von 24 Basenkräutern.

Was bei Medikamenteneinnahme zu beachten ist

Wenn Sie während des Leberreinigungsprogramms Medikamente einnehmen, sollten Sie Folgendes beachten:

In der Entlastungsphase (1.–3. Tag)

Nehmen Sie Ihre Medikamente wie gewohnt weiter.

In der Einleitungsphase und Leberreinigungsphase (4. und 5. Tag)

Da wir ab Beginn der Einleitungsphase die Darmentleerungen intensivieren, sollten Sie hier den Zeitpunkt der Einnahme anpassen: Medikamente, die »morgens nüchtern« verordnet sind, besser erst vormittags, nach der Darmentleerung, einnehmen. Dadurch ist gewährleistet, dass die Wirkstoffe wie sonst auch vom Körper aufgenommen werden können. Dies gilt ebenfalls für Hormoneinnahmen (Pille).

An diesen Tagen gelten Sie aufgrund des Kurzzeitfastens ganztägig als »nüchtern«, da Sie keine feste Nahrung zu sich nehmen und Ihre Verdauung daher kaum gefordert ist.

Anpassungen sind möglicherweise bei folgenden Medikamenten nötig:

Blutdrucksenker
Eventuell sinkt Ihr Blutdruck durch das Saftfasten auf natürliche Weise. Die übliche Tagesdosis Ihres Medikamentes könnte dann zu stark sein. Messen Sie täglich Ihren Blutdruck und reduzieren Sie die Dosis gegebenenfalls für 1–2 Tage.

Blutzuckersenker (Diabetes Typ 1 und 2)
Durch die alleinige Ernährung mit Säften in dieser Zeit verändert sich vermutlich Ihr Bedarf an Diabetesmedikamenten. Führen Sie unbedingt regelmäßige Kontrollen durch – insbesondere bei insulinpflichtigem Diabetes – und passen Sie die Dosis entsprechend an.

In der Nachbereitungsphase

Hier gelten wieder Ihre üblichen Einnahmeregeln für Medikamente.

Allgemein gilt

Cholesterinsenker und Harnsäuresenker können während der Leberreinigungskur weggelassen werden.

Sollten Sie gerade **Antibiotika** einnehmen, ist eine Leberreinigungskur im Moment nicht sinnvoll und sollte auf einen späteren Zeitpunkt verschoben werden.

Medikamenteneinnahme und Grapefruit

Sollten Sie eines der unten aufgeführten Medikamente einnehmen, besteht möglicherweise eine Wechselwirkung mit Grapefruitsaft. Greifen Sie daher bitte in diesem Fall auf eine der Alternativen (Seite 78) zurück.

Da immer wieder neue Medikamente auf den Markt kommen oder sich auch Namensänderungen ergeben, können wir keine Vollständigkeit dieser Auflistung garantieren. Informieren Sie sich im Zweifelsfall bei Ihrem Arzt oder in Ihrer Apotheke.

Wechselwirkungen zwischen Medikamenten und Grapefruit

Substanzklasse	Wirkstoffe (Handelsnamen), die von Grapefruit beeinflusst werden
Antiarrhythmika (zur Therapie von Herzrhythmusstörungen)	Amiodaron (Cordarone® und Generika, Sedavoron®, Aristocor®)
Kalziumkanalblocker (zur Therapie von Bluthochdruck)	Felodipin (Plendil® und Generika, Felocor®, Felobeta®, Modip®, Munobal®)
	Nifedipin (Adalat® und Generika)
	Nimodipin (Nimotop®)
Statine (zur Therapie erhöhter Cholesterinwerte)	Atorvastatin (Sortis®, Lipitor®)
	Lovastatin (Mevinacor®, Mevacor®)
	Simvastatin (Zocor® und Generika)
Immunsuppressiva (vermindern die Funktion des Immunsystems)	Ciclosporin (Sandimmun® und Generikum, Cicloral®)
	Tacrolimus (Prograf®, Modigraf®, Advagraf®)
Proteaseinhibitoren (zur Therapie von HIV-Infektionen)	Saquinavir (Invirase®)

Rezeptregister

Stichwortverzeichnis

Bibliografische Information der Deutschen Nationalbibliothek
Die Deutsche Nationalbibliothek verzeichnet diese Publikation in der Deutschen Nationalbibliografie; detaillierte bibliografische Daten sind im Internet über http://dnb.d-nb.deabrufbar.

Programmplanung: Uta Spieldiener
Projektmanagement: Manuela Hunfeld
Bildredaktion: Marie Crämer
Umschlaggestaltung: © Thieme
Layout: CYCLUS · Visuelle Kommunikation, Stuttgart

Bildnachweis:
Covermotiv und Bild S. 3: © pandavector/stock.adobe.com – composed and edited by Parthena Loenicker/Thieme
AutorInnenfoto: © Dr. Wunder OG
Rezeptfotos: A. Schütz/Thieme
Zeichnungen: Susi Schaaf, Bellheim
Die abgebildeten Personen haben in keiner Weise etwas mit der Krankheit zu tun.

2., überarbeitete Auflage 2024

TRIAS Verlag in Georg Thieme Verlag KG
Rüdigerstraße 14, 70469 Stuttgart, Germany
www.trias-verlag.de
© 1. Auflage 2019
TRIAS Verlag in Georg Thieme Verlag KG, ein Unternehmen der Thieme Gruppe, Rüdigerstraße 14, 70469 Stuttgart
Satz und Repro: Fotosatz Buck, Kumhausen
Druck: Westermann Druck Zwickau GmbH, Zwickau

Gedruckt auf chlorfrei gebleichtem Papier
Printed in Germany

ISBN 978-3-432-11931-1
eISBN (ePub) 978-3-432-11932-8

1 2 3 4 5 6

MIX
Papier | Fördert gute Waldnutzung
FSC® C110508
FSC www.fsc.org